方舟文化

逆流性食道炎は自分で防ぐ!

你又胃食道逆流了嗎？

完全圖解

日本專科醫師教你這樣做，有效降低80%復發率！

日本東邦大學消化系統外科學教授

島田英昭 監修

蔡麗蓉 譯

快速掌握胃食道逆流症的全貌

張振榕胃腸肝膽科診所院長／胃腸肝膽專科醫師 張振榕

近年來，胃食道逆流症已成爲胃腸科醫師每日門診最主要的病患來源，依據我個人的經驗，我的門診中，因胃食道逆流症或相關疾病來看診的病患約占7～8成左右。造成胃食道逆流症發生的原因是多面向的：下食道括約肌鬆弛異常、食道蠕動機能異常、食道過度敏感、食道裂孔疝氣、胃排空不佳、肥胖、飲食、睡眠不足及生活壓力過大等，都可能造成胃食道逆流症的發作或惡化。

根據文獻紀錄，1997年的台灣，胃食道逆流症的盛行率約5％左右，至2009年時盛行率已上升至12％。2011年一份南台灣的問卷調查研究發現，南台灣社區胃食道逆流發生率已高達25％。由此可見，胃食道逆流症儼然已成爲台灣民眾腸胃道的新國民病。

胃食道逆流症有年輕化傾向

除了盛行率增加，胃食道逆流症發生的年齡層也有下降的趨勢，一份國外的報告指出，由於課業壓力的關係，大約3成的大學生已經罹患胃食道逆流症。我個人的門診經驗也發現，常常有20～30歲左右的學生或年輕上班族，深受胃食道逆流所苦來就診。

個人認爲，生活型態改變（三餐不正常、晚下班）、壓力大、熬夜、抽菸、飲酒，過多含糖飲料、過量甜食、咖啡及茶文化普及，都是造成胃食道逆流症比例在台灣逐年上升跟年輕化的原因。

本書分爲五個章節：第一章用淺顯易懂、圖文並茂的方式介紹胃食道逆流症的發生原因、常見症狀、危險族群及併發症。第二章提供了非常實用的八大對策，讓讀者在日常生活中能採用這些對策來改善胃食道逆流症。這裡也提供了明確的飲食指南，告訴大家如何選擇適當的食材並避免地雷食物。第三章有清楚的圖解，讓讀者快速了解如何利用鍛鍊橫膈膜、放鬆肌肉、矯正駝背跟調整自律神經等輕度運動的方法，來改善胃食道逆流症。第四章簡明易懂地說明了關於胃食道逆流症的標準診斷方式（問診、胃鏡、食道酸鹼值檢測等），也比較了不同檢查方法之間的優缺點。第五章主要介紹胃食道逆流症的藥物、手術及內視鏡介入等治療方法。閱讀本書，讀者可以快速、有系統地了解胃食道逆流症這個疾病的全貌。

接受專業診斷治療是必要的

這邊我要特別強調，食道疾病並非只有胃食道逆流症，還有許多其他疾病的症狀與胃食道逆流症類似。曾經有一位50幾歲的男性患者，因爲逆流症狀而自行服用成藥約半年，後來吞嚥困難來看診，經我執行內視鏡檢查後，發現其實是食道癌。因此，當您有類似逆流的症狀時，尋求胃腸專科醫師的正確診斷及適當治療是必要的，切勿自行診斷及服藥。

胃食道逆流症是一種容易復發的疾病，目前口服藥物治療的確能達到控制症狀、治癒食道傷口及預防未來併發症等目的。然而臨床上，患者的自身體質跟生活飲食習慣不良，常常造成停藥之後逆流症狀反覆出現，而這些因素都是醫生無法利用藥物治療就能改變的。患者們最大的期望是經過治療後達到不再復發的目標，這卻恰是口服藥物治療的侷限。因此，手術或內視鏡治療是期望達到根治胃食道逆流症的另一選擇。可惜的是，手術並非萬靈丹，根據統計，經過手術治療胃食道逆流症的患者，仍有高達2成的病友，在接受手術後10年間需要重新開始使用口服藥物控制症狀。這再次印證我前面提到的，胃食道逆流症的發生原因是多面向的，寄望使用單一治療方法就達到根治胃食道逆流症，實際上是很困難的。因此，要預防胃食道逆流症的復發，最大的功課還是在自己身上。保持作息正常，不熬夜，選擇健康的食物種類，減少咖啡、茶類及甜食的攝取，養成規律運動的習慣，才是預防胃食道逆流症的不二法門。

推薦序

防治胃食道逆流，最簡明易懂的專書

員榮醫療體系胃食道逆流中心主任 吳文傑

在過去，胃食道逆流症被認為是小病，直到現在，還是有很多人以為一顆藥丸就能解決，或是改變生活、飲食就會痊癒。即使每四個台灣人就有一人罹病，確實的衛教與診治仍經常被忽略。

這次能替島田英昭教授這本「日本原裝」的胃食道逆流專書做推薦，實在覺得非常榮幸，因為我個人曾在2020年針對國內治療胃食道逆流的跨科診療情形，寫了一本《跨科會診．終結胃食道逆流》，這同時是我持續在努力的方向。

在我的印象中，日本並不算胃食道逆流發生率嚴重的國家，但近十年以來，胃食道逆流儼然成為文明病，島田英昭教授提早重視到這個疾病的預防及多方面治療的迫切。讀完本書後，想跟大家分享三大優點：

第一，內文以大量圖文取代文字，食物方面也提供許多可以實作的彩色菜單，不僅讓讀者便利閱讀及記憶，操作上也很容易，連國小生應該也讀得懂、做得來（臨床上，我還眞的遇過胃食道逆流來求診的國小生）。

第二，特別強調身體姿勢的調節。搭配荒木邦子博士設計的相關運動，用無藥方式改善胃食道逆流，這與我跨科會診治療胃食道逆流的理念非常符合，也是臨床許多不想長期吃藥的患者最想學的方式。例如文中提到駝背對胃食道逆流的負面影響，並教授貓式、魚式及眼鏡蛇式等復健動作，加上用圖片呈現，一目了然。我覺得不只適合病人自學，當作臨床醫護衛教使用也很不錯。

第三，本書提到日本常見的新胃藥（Vonoprazan）的使用經驗及內視鏡手術的介紹等，不論對病人或第一線醫護人員而言，都是很實用的。這是因爲台灣胃食道逆流或相關病症的治療，常學習日本的觀點及術式，島田英昭教授在這個章節特別點出，未來選擇以手術來治療胃食道逆流的病人應該會變多，特別是難治型的患者，同時介紹台灣技術已經很純熟的熱射頻胃賁門緊縮術（Stretta）的微創手術（第199頁提到的第二種內視鏡治療方法），很有參考價值。

這一本很適合胃食道逆流病人或醫護人員閱讀的書，許多觀點與我的「抗逆流團隊」和著作所提到的理念都相符，也提供了醫師與病人看待與治療這個病症的最新專業知識，簡明易懂，眞心推薦。

推薦序

擺脫不當飲食習慣，重獲健康好胃

晨光健康營養專科諮詢中心院長 趙函穎

喝咖啡、吃甜食，又讓你胃食道逆流了嗎？我在臨床減肥營養門診中發現，有胃痛、胃脹氣、胃食道逆流的個案愈來愈多，隨著近年來飲食西化，甜食、炸物、加工品無所不在，外食族群愈來愈多，再加上現代人愈來愈大的生活壓力，細數門診裡的肥胖個案，竟然高達七成有爛胃的問題。《新英格蘭醫學期刊》的論文也顯示：肥胖的人罹患胃食道逆流的機率，高於正常人的三倍，也就是說，飲食西化帶來對我們的影響，不只是肥胖問題，還有大家必須好好認識的新國民病——胃食道逆流。

胃食道逆流，帶來的不只是火燒喉、火燒心等急性發炎症狀，更需要注意的是經常被忽略的慢性發炎——胃酸及胃蛋白酶進到食道，開始腐蝕細胞，身體必須開啓修復系統來救援，長期下來，容易導致各種代謝免疫系統失常，甚至有罹患胃癌及食道癌的風險，不可不慎！

從事臨床營養工作20年，我深信：因爲「吃」造成的健康問題，也一定可以從「吃對食物」及「養成良好的進食習慣」來解決。會導致爛胃的不良飲食習慣包括了：1愛吃甜食，2愛吃油炸，3愛吃加工食品，4愛喝咖啡或茶，5愛喝酒，6愛吃辣，7不定時進食，8情緒壓力大就暴食，9習慣吃到十二分飽，10吃東西很快；只要符合其中兩項，就是爛胃的高風險族群。

這些不良的習慣都會導致胃部受損，導致胃酸分泌異常。因此，好好調整學習健康的飲食，以及改善不適合的生活方式，都比等到胃痛才來吃藥更加重要。

《美國醫學會雜誌》也建議：遵循健康的生活方式，包含維持理想體重、不吸菸、每天至少30分鐘進行中度的體能鍛鍊、每天不喝超過2杯咖啡、茶或汽水，以及健康飲食，可以有效地讓胃食道逆流的症狀降低37％。

本書監修者島田英昭教授，提出了非常詳盡的胃食道逆流改善對策，不只是從臨床治療，還搭配飲食、生活習慣以及運動，提供八大實用的對策，用圖解的方式，清楚明白、容易執行。建議讀者把它當作自救寶典，並分享給親友。誠摯推薦給大家，一起擁有健康的好胃！

推薦序

輕鬆了解胃食道逆流的實用工具書

基隆長庚醫院胃腸肝膽科主治醫師 **錢政弘**

近幾年，我在門診常遇到其他專科醫師轉診過來的病患，有些病患是因為胸悶、胸痛去心臟科求診，有些因為長期咳嗽去看胸腔科，有些則是因為吞東西時，覺得喉嚨卡卡的去找耳鼻喉科求助，經過各專科醫師詳細檢查，卻沒發現什麼異狀，於是轉診到胃腸科，看看是不是有胃食道逆流的問題。病患往往會很訝異地詢問我：「我都不會感覺到胃痛耶！也不覺得有酸水湧上來，這樣也算胃食道逆流嗎？」我會向病患解釋：「典型的胃食道逆流症狀，是有胃酸逆流到胸口、甚至嘴巴，胸口會有灼熱感，不過有些病患是非典型的症狀，是以胸痛、咳嗽或是喉嚨有異物感來表現，需要進一步檢查，才能確定是不是這個疾病。」有些病患做了胃鏡檢查，果然在胃和食道交接處發現好幾道黏膜損傷，證實是胃食道逆流症，在接受藥物治療後，原本擾人的症狀都消失了。究竟胃食道逆流有哪些症狀，可以參考本書做進一步的了解。

第二個讓人困惑的問題，就是「我爲什麼會有胃食道逆流症？」。這個問題的答案，可不能只靠醫師來回答你。胃酸或食物從胃逆流到食道，並不是正常的生理現象，但是每個人逆流形成的原因都不同，讀者可以在這本書中尋找答案。

這本書的優點是從食道和胃的功能和構造談起，配合生動清楚的插圖，讀者可以很容易了解：哪些日常中的不良習慣或是動作會誘發逆流。例如很多男性到了中年之後，因爲多吃少動，肚子逐漸變胖，內臟脂肪增加，使得胃內壓力上升，胃液就這樣被擠到食道去了。還有其他各種可能的原因，書中都有清楚的介紹。

我覺得這本書最值得推薦的，就是「吃什麼、怎麼吃？」的部分，多數人就是想知道哪些是地雷食物、NG食物，還有哪些食物應該要積極攝取。這本書從食材的挑選到烹飪的方式，提供了詳盡的飲食建議，如果有記不清楚的地方，隨時可以拿起來翻一翻，是一本很實用的保養腸胃工具書。另外，本書有提到可以鍛鍊「橫膈膜」來中止逆流，利用「腹式呼吸」的方式使下食道括約肌保持在正確的位置，這個方法我建議大家嘗試練習看看。

當你花一點時間了解這個疾病之後，就會發現：想擺脫胃食道逆流症，可不是只有吞幾顆藥這麼簡單，還必須從日常生活中改善自己的不良習慣，配合正確的飲食和運動方式，逆流才不容易復發。這是一本專業實用的好書，能幫助你更輕鬆達到這個目標。

審訂對照使用

● 第26頁：1997年左右的台灣，胃食道逆流盛行率約5%左右，至2009年時，盛行率上升至12%。根據一份2011年高雄榮總在南台灣的問卷調查研究發現，南台灣社區胃食道逆流發生率高達25%。審訂註1

● 第63頁：根據研究指出，在台灣，40歲以上的無症狀患者，其胃幽門桿菌感染盛行率，從65.8%（1992年）下降到43.9%（2013年），2016年更下降到21.7%。審訂註2

● 第76頁：根據衛福部2019年國人死因統計結果，十大癌症死亡率中，食道癌排名第9位。台灣食道癌與日本類似，約90～95%皆爲鱗狀上皮癌，食道腺癌比例爲5～10%左右。審訂註3

● 第161頁：在台灣，一般胃鏡（不含麻醉）費用及必要時執行病理檢查的費用，目前都由健保給付，民眾僅需付掛號費及檢查衍生的部分負擔即可。審訂註4

● 第165頁：在台灣，初次胃鏡檢查發現有活動性潰瘍、癒合性潰瘍或已結疤潰瘍等消化性潰瘍情形者，健保可給付施行幽門桿菌檢查。如無潰瘍時，幽門桿菌檢查須自費。審訂註5

● 第171頁：在台灣，胃食道逆流的分級標準仍採用「洛杉磯分類標準」，分A～D四個等級。審訂註6

● 第179頁：在台灣，胃食道逆流手術並不盛行。根據研究統計，接受胃食道逆流手術後的患者，在術後追蹤10年期間內，約20%的患者仍需再次使用藥物治療。因此，目前台灣仍以藥物治療及飲食控制爲主。審訂註7

● 第184頁：台灣目前臨床上，健保規定：經胃鏡檢查後確定罹患逆流性食道炎的患者，經過胃鏡確診後，醫師有Pantoprazole、Lansoprazole、Rabeprazole、Esomeprazole及Dexlansoprazole等五大PPI可供選擇使用，治療效果大同小異。目前台灣已經引進新型鉀離子競爭型酸抑制劑Vonoprazan，但是目前健保不給付，僅可自費使用。審訂註8

● 第185頁：目前在台灣，依據健保規定，PPI用於治療逆流性食道炎仍以一天一次，每次一顆爲原則。審訂註9

● 第189頁：Vonoprazan不完全屬於PPI類型藥物，其分類爲鉀離子競爭型酸抑制劑，是一種新型的藥品，其作用機轉與傳統的 PPI不完全一樣。審訂註10

● 第192頁：台灣常用胃食道逆流症治療藥物範例

	有效成分	作用機轉
氫離子幫浦阻斷劑（PPI）	Omeprazole Pantoprazole Esomeprazole Rabeprazole Lansoprazole Dexlansoprazole	阻斷胃酸
組織胺H_2受體阻斷劑（H_2Ra）	Famotidine Cimetidine	抑制胃酸分泌
物理性胃酸屏障劑	Sodium Alginate	海藻酸鈉，與胃酸結合後產生低密度泡沫乳膠層，漂浮於胃內容物上方，物理性屏障隔絕胃酸。
制酸劑	Aluminum hydroxide Magnesium hydroxide Calcium carbonate Sodium bicarbonate	中和胃酸
鉀離子競爭型酸抑制劑（P-CAB）（目前為自費藥品）	Vonoprazan	阻斷胃酸

審訂註11

● 第197頁：台灣目前腹腔鏡手術住院約3～5天，自費手術耗材部分約3～6萬元。審訂註12

● 第199頁：目前台灣尚未引進EsophyX procedure。目前台灣引進另一種內視鏡治療手術Stretta procedure，是利用熱射頻（RFA）方式來造成食道緊縮，達到控制逆流症狀的效果，此爲自費治療項目，收費約17～20萬。目前此種治療方式僅限於幾位醫師在台灣執行，尚未普及。審訂註13

資料提供：張振榕

CONTENTS

第2章

用心改善你的生活

第3章

快來動一動身體

這就是「食道」！

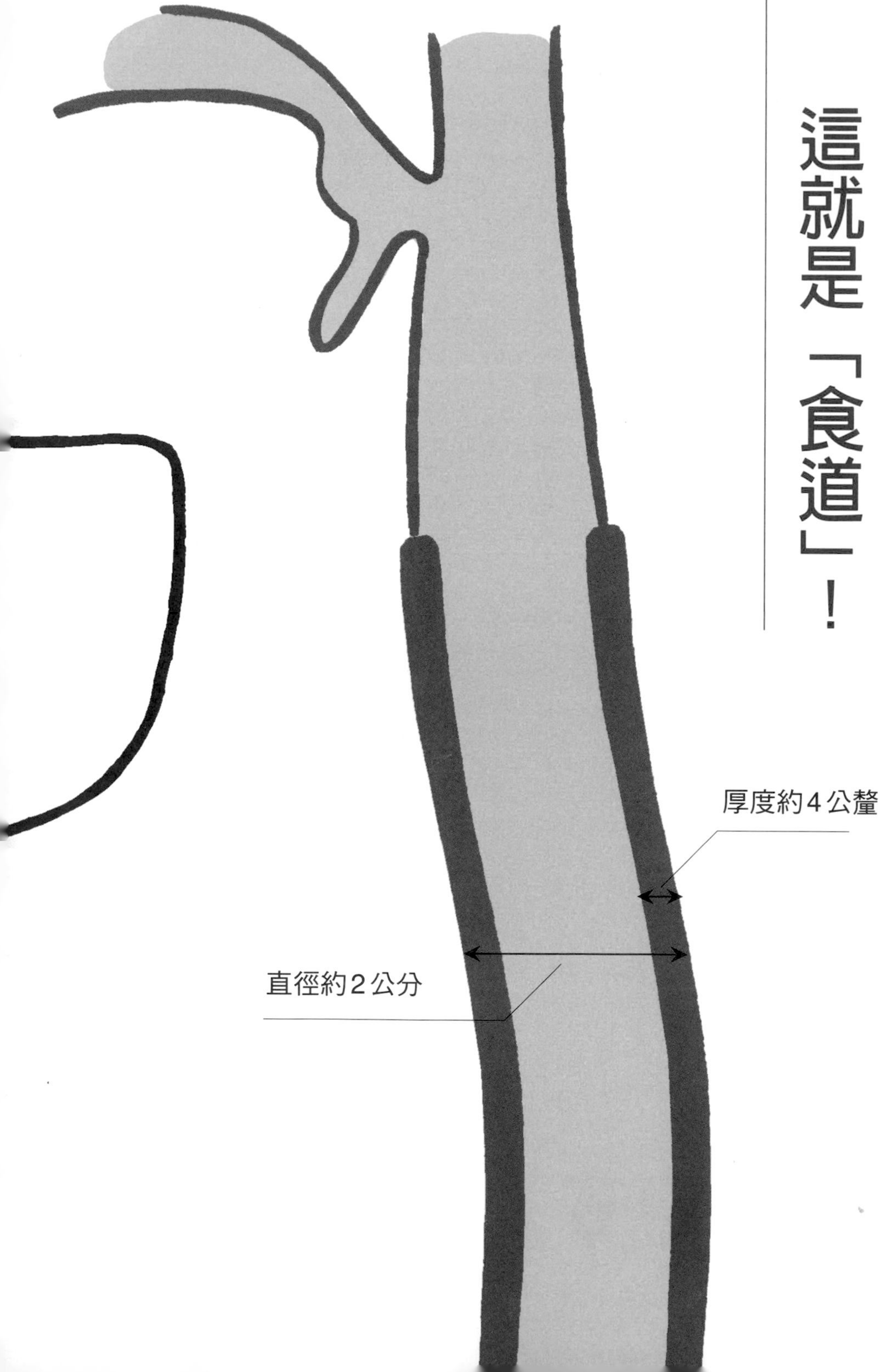

食道這個器官絕對稱不上強健，
卻得面對其他器官無法體會的經歷，
例如冷熱食物的大幅度「溫差」，
忍受酸辣飲食這類的「強烈刺激」。
不分堅硬或大小，
每天將重達3公斤左右、
一年約1公噸的食物運送至胃部，
這就是堅強無比的「食道」，
也是食物的必經通道。

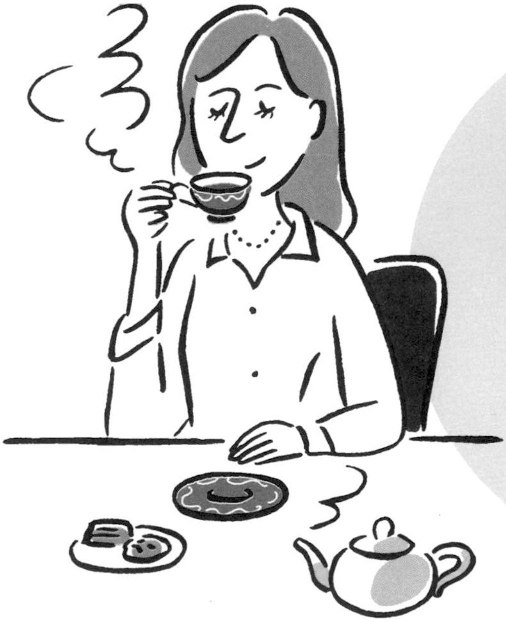

＼還有這種說法！／

相較之下，英國女性與法國女性罹患「食道癌」的比例相當高，據說是因為她們習慣喝「下午茶」，每天一定會來杯熱紅茶。換句話說，食道不算是強健的器官，無法承受太燙的食物。

逆流性食道炎已成為「新國民病」

你是不是有「火燒心」或是「胃脹脹」的煩惱呢？由於「每次吃東西後，胃部一帶就會感覺不舒服」、「不想吃任何東西」等等，胃部及胸口附近覺得有些不適，因此對這本書感興趣。相信有些人身上一定少不了電視廣告中標榜的，「對付喝太多、吃太多，最有效的胃腸藥」。

會出現這些不適症狀，很有可能是**胃液或食物，從胃部逆流到食道了**。

我們從嘴巴吃下肚的食物，會通過食道、胃部、大腸、十二指腸等各種臟器，同時轉化成營養素後運送至身體的每個部位，再將無法變成營養素的多餘物質排出體外。這是正常的「順向過程」，要是違背這個順向過程，胃液及食物就會「逆流」。

原本胃液、膽汁、胰液就會在消化道（始於嘴巴、終於肛門的管道）中逆流，因此胃液逆流到食道，並不是多麼不正常的事。

只不過，惱人的是**胃液逆流有時會引發疾病**。胃液內含的胃酸強度非常驚人，正因爲如此，才能消化食物，然而「胃部」的黏膜可耐胃酸，反觀「食道」的黏膜並不耐酸，所以才會**發炎**。

「**逆流性食道炎**」這個名詞，在1988年首次出現在媒體版面。90年代之後，屢經各方報導，指出「逆流性食道炎過去會出現在曾動過胃部手術的人身上，但現在未動過胃部手術的人也可能罹患」。當時患者多數超過50歲，幾乎都是60~70幾歲的人。

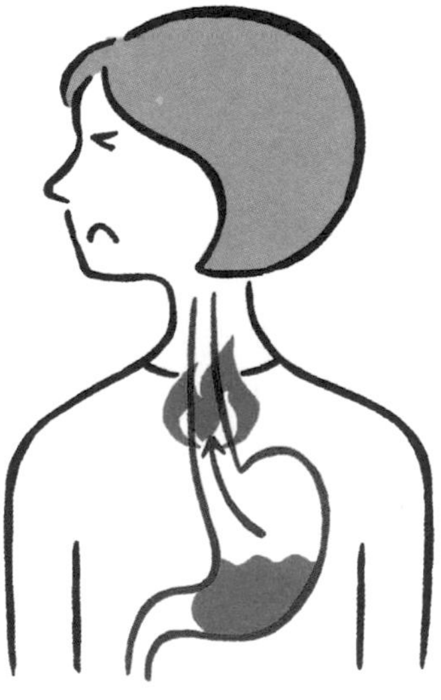

胃液逆流後食道發炎的人

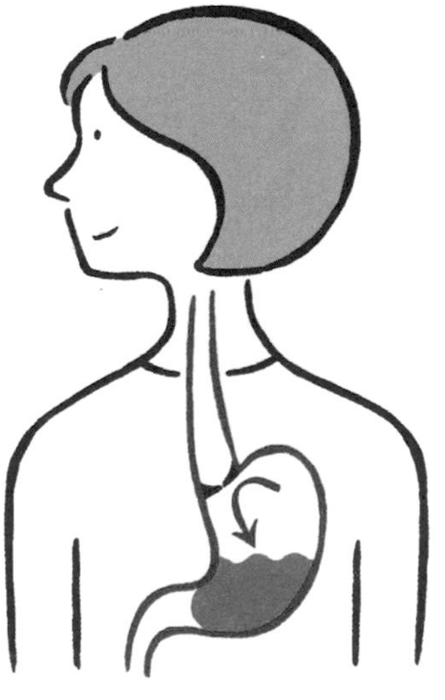

健康的人

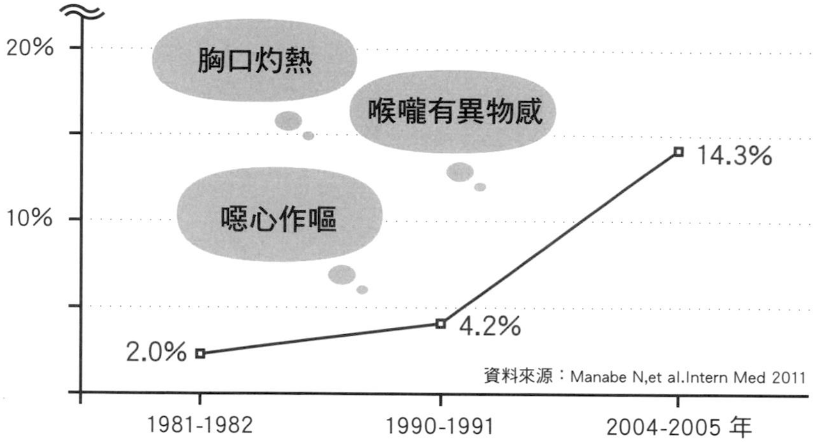

資料來源：Manabe N,et al.Intern Med 2011

但是，最近就連年輕人也經常罹患逆流性食道炎了。在1980年代，逆流性食道炎的患者比例僅占幾個百分比，沒想到從90年代後半段開始卻與日俱增。曾經做過林林總總的統計，現在推估每5～10名日本人就有1人罹患了逆流性食道炎，堪稱「**新國民病**」，甚至可說「每3人就有1人飽受其苦」（編註：台灣目前胃食道逆流的盛行率約25%，也就是每4人就有1人罹患）●審訂註1。逆流性食道炎患者不斷增加的背後因素，不外乎日本人整體常見的變化，諸如「幽門桿菌減少」、「壓力增加」、「高齡者變多」、「內臟脂肪增大」等等，詳細內容請參閱本書接下來的解說。

●你有這些自覺症狀嗎？

- □ **心窩附近覺得不太舒服**
- □ **有種噁心作嘔的感覺**
- □ **喉嚨會有異物感**

你有其中一項符合上面的描述嗎？
如果有的話，這項症狀會在下述情形發生嗎？

- □ 這項症狀會在**吃太多時變嚴重**
- □ 這項症狀會在**攝取高脂食物後變嚴重**
- □ 這項症狀會在**吃了香辛料用量多的餐點後變嚴重**
- □ 這項症狀會在**躺下或前彎時變嚴重**
- □ 這項症狀會在**抬東西用力時變嚴重**

上述情形只要有一項符合，請你一定要好好參閱本書。

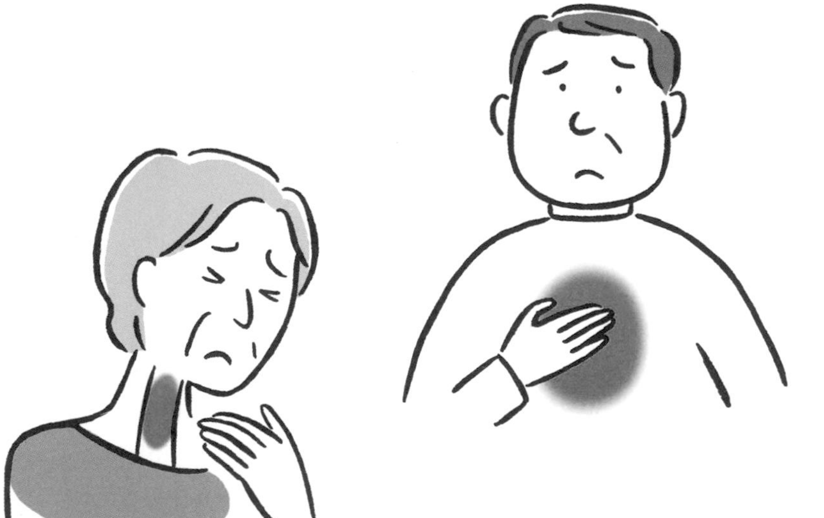

其實任何疾病都有可能發生逆流性食道炎，而且一旦出現自覺症狀，代表疾病已經進展到某種程度了。

雖然逆流性食道炎並非攸關性命的疾病，但要是「無法盡情享用食物」、「晚上輾轉難眠」，都會導致壓力上身，影響到日常生活。而且當中有**3%的患者據說皆屬重症，極少數還會併發「癌症」**，因此是絕對不能輕忽不理的疾病之一。

話雖然這麼說，卻也無須過分擔心。吃藥治療後，再加上改善日常生活，絕大多數的患者症狀都會減輕。症狀極度輕微的患者，只要改善日常生活，不少人就能擺脫症狀。

對於已經罹患逆流性食道炎的人，以及擔心自己「未來可能會演變成逆流性食道炎」的預備軍，相信本書都會極有助益。

如果能爲飽受逆流性食道炎之苦的人、懷疑自己可能是逆流性食道炎預備軍的人提供一臂之力，將是我的榮幸。

第1章

「逆流性食道炎」是怎樣的疾病？

一旦出現這些症狀，就有可能是「逆流性食道炎」

「四大症狀」的感受因人而異

罹患了逆流性食道炎之後，究竟會出現哪些**自覺症狀**呢？坦白說症狀林林總總，個人差異極大。「三大症狀」包含胸口灼熱、溢赤酸（嘔酸水）、喉嚨有異物感，除了這些症狀之外，有時還會加上胸痛，共有「四大症狀」。

聽到「**胸口灼熱**」，大家一定不陌生，但是大家對於這幾個字的理解卻是天差地別。「胸」這個字會使人誤解，事實上逆流性食道炎的症狀是發生在「心窩」一帶。餐後，尤其是吃了油膩食物或辛辣料理之後，以及飲酒過後，大部分患者的胸部都會由下而上開始變熱，胸部正中央、胸骨後方一帶會感覺刺刺的灼熱感。伴隨著「劇痛」、「不適感」、「不舒服」，有時就像被針刺到一樣，會刺刺痛痛的。

溢赤酸，意指胃液逆流至口腔及喉嚨，屬於逆流性食道炎特有的症狀，其他疾病幾乎不會發生。有些人會覺得胃酸竄升到嘴巴裡，因而感到「酸意」，但也有人表示，「像是有口熱痰卡在喉嚨裡」，或是「有點刺痛的感覺」。喉嚨深處像在燒一樣，無論吞幾次口水，或是喝多少次水，不舒服的感覺會一直持續到症狀消失爲止。

喉嚨有異物感，就是喉嚨裡有東西卡住的感覺，正確說法爲「吞嚥困難」。吞嚥是指「吞下去」的意思。輕度的吞嚥困難，會出現「些許卡卡的感覺」，重度的人則會出現「食物無法通過喉嚨」的情況。由於喉嚨會出現不舒服，因此經常咳嗽。

胸痛時，會感覺「胸部像是被束緊般疼痛」，這種現象其實是食道被迫收縮所引起。當胸痛並非起因於心臟疾病，就稱爲**非心因性胸痛**，而逆流性食道炎經常會引發這種非心因性胸痛。

逆流性食道炎的四大症狀

胸口灼熱　胸部感覺熱熱的／痛痛的

「胸部會由下而上開始變熱」、「胸部正中央一帶會感覺刺刺的灼熱感」、「像被針刺到一樣刺刺痛痛的」等等

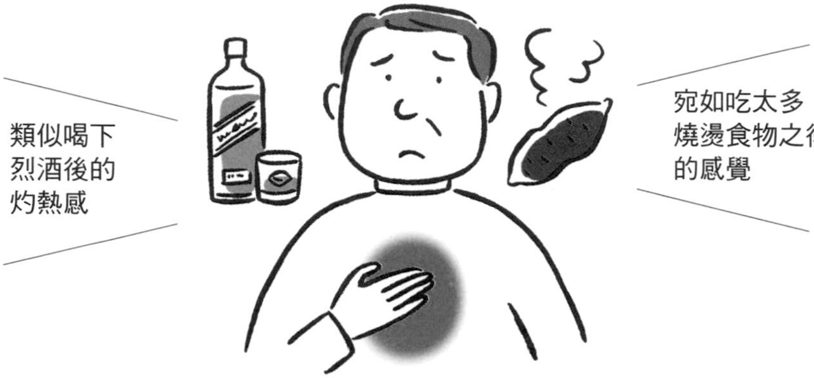
類似喝下
烈酒後的
灼熱感
宛如吃太多
燒燙食物之後
的感覺

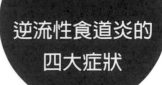

溢赤酸　從胃部竄升出某些物質

「某些苦苦的東西跑上來」、「有痰卡住的感覺」等等

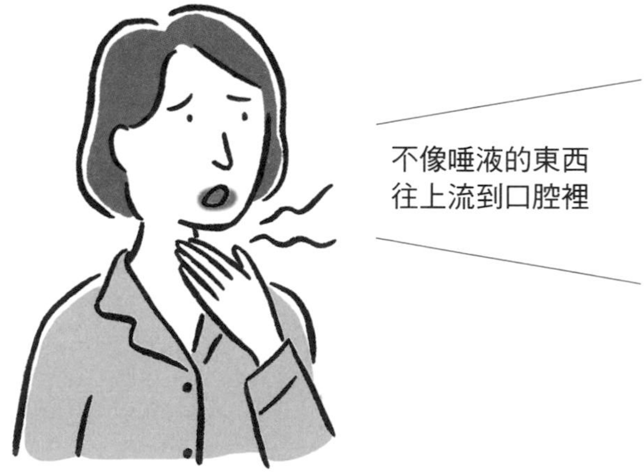
不像唾液的東西
往上流到口腔裡

喉嚨有異物感　食物卡在喉嚨裡的感覺

從輕度的「出現些許卡卡的感覺」，到重度的「食物無法通過喉嚨」都會發生

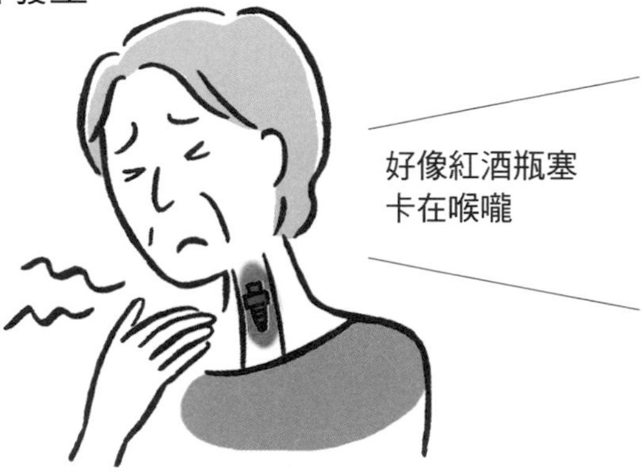

胸痛　胸部被束緊

「後背至胸前被緊緊綁住一樣疼痛」、「如同燒熱的木炭夾子插進身體一般」等等

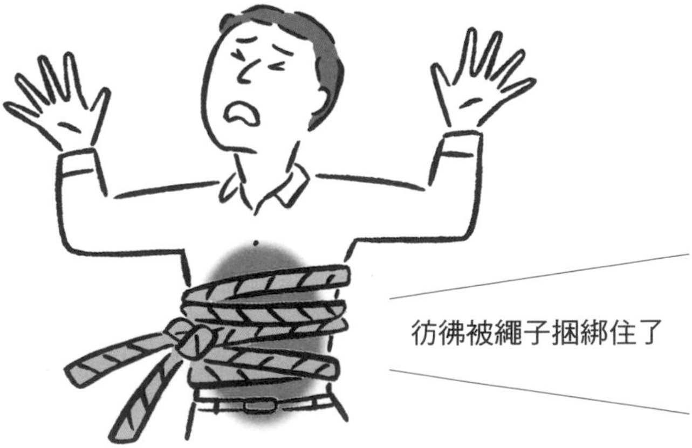

這些症狀都不罕見

●頻繁「打嗝」

打嗝是囤積在胃裡的氣體或空氣，經由食道從嘴巴排出的生理現象。

假使什麼東西都沒吃，卻還是反覆打嗝的話，有可能就是得了逆流性食道炎了。每次一打嗝，有時酸酸的胃液就會竄升上來。

雖說如此，打嗝本身並不一定就代表生病了。有些人是得了所謂的「吞氣症」，會連同食物一起將大量空氣吞進體內，氣體囤積在腹部，才會出現打嗝。

●在「食道以外的地方」出現症狀

有些時候會出現呼吸系統的症狀，像是**慢性咳嗽**（咳

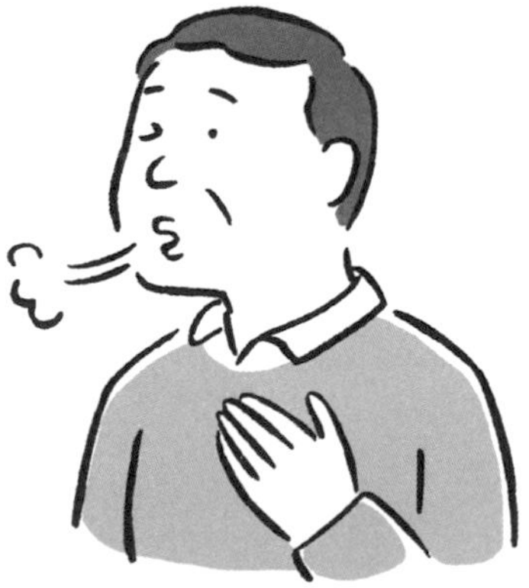

嗽）以及**氣喘**等等。尤其很多人在夜間會咳得十分厲害，有些人還會因此患上**睡眠障礙**。

另外也有人會「**噁心想吐**」、「**聲音沙啞**」，更有人會感覺**胃脹脹**的。

當胃液頻繁逆流至口中之後，有些人甚至會從牙齒後側開始**蛀牙**。另外，雖然極其罕見，不過也有鼻子及耳朵出現症狀的例子。

這些症狀，全都會發生在食道以外的部位。其中**也有人不會發生四大症狀，只會出現食道以外的症狀**。

COLUMN

有些人根本不知道自己得了逆流性食道炎！

大家也許不敢相信，其實很多人「完全沒有自覺症狀，而是在檢查其他疾病時，才發現自己得了逆流性食道炎」。坦白說，儘管食道已經發炎了，很多人卻沒有典型的自覺症狀。

自己完全沒有感覺，但在接受治療後，會覺得「身體比過去好多了」。事實上明明一直覺得有些輕微不適，卻老以為「這樣很正常」，才壓根沒想過這就是疾病的症狀。些微的胃脹，以為是正常現象，於是很多人才會服用市售胃腸藥解決身體不適。

「逆流性食道炎」就是「胃食道逆流症」嗎？

「胃食道逆流症」分成兩種類型

到目前爲止，一直都是使用「逆流性食道炎」爲大家解說。但是，也許大家曾經在某些地方看過「**胃食道逆流症**」這個名詞。那麼，這兩種疾病，是同一種疾病嗎？

事實上，所謂的「胃食道逆流症」，是胃液或食物從**胃部逆流至食道所引發的疾病總稱**。而且胃食道逆流症還可以分成幾種類型，有食道會發炎與不會發炎的類型、會出現症狀和不會出現症狀的類型。

「逆流性食道炎」，也是屬於胃食道逆流症的一種。顧名思義，屬於胃液會逆流，在食道導致發炎的疾病，正式病名叫做「糜爛性胃食道逆流症」（糜爛性GERD）。而「糜爛」就是「潰爛」的意思。

然而，就算是出現了胸口灼熱這類會使人聯想到逆流食道炎的症狀，藉由內視鏡檢查之後，卻有6～7成的人在食道上看不出發炎的現象。只要無法經由內視鏡明確證實發炎了，即便有出現症狀，嚴格來說並無法叫做「逆流性食道炎」。

明明有症狀，卻無法認定發炎的這種類型，稱爲「非糜爛性胃食道逆流症」（非糜爛性GERD）。

也就是說，因胃液逆流所引發的疾病，就是「胃食道逆流症」，其中還包含「證實發炎的『逆流性食道炎』」，以及「無法證實發炎的『非糜爛性胃食道逆流症』」。

只不過，**在診療當下，有些醫生不管有沒有發炎，為了方便患者理解，都會以「逆流性食道炎」一詞概括說明**。

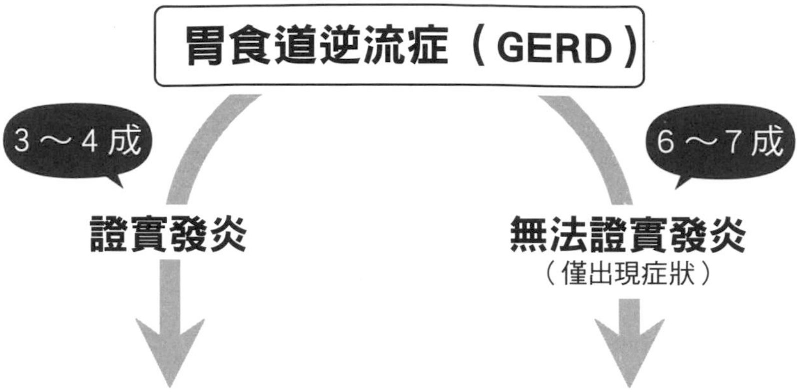

逆流性食道炎 （糜爛性 GERD）		非糜爛性 胃食道逆流症 （非糜爛性 GERD）
以高齡者居多 以男性居多 以肥胖者居多 以吸菸者居多	特徵	以女性居多 以體重輕者居多
多	合併 疝氣 （第 54 頁）	少
容易見效	用藥 （第 182 頁）	不易見效

※ 本書接下來會將「糜爛性胃食道逆流症」稱為「逆流性食道炎」，以便在解說過程中，與「非糜爛性胃食道逆流症」作區隔。兩者皆包含在內時，會稱為「胃食道逆流症」。

COLUMN

專家不用「逆流性食道炎」這個名稱？

坦白說，醫師之間幾乎都不會使用「逆流性食道炎」這個名詞。由於一般大衆都聽說過逆流性食道炎，因此很多醫師會用來向患者作說明，但是正式病名並不會使用逆流性食道炎一詞。

現在的醫師會將這種疾病稱作「GERD *1」。

GERD，是因為「GER *2」而引發「食道發炎」（食道黏膜受損）或「症狀」其中一種現象，也可能同時出現兩種現象的疾病。

僅出現症狀的非糜爛性胃食道逆流症（非糜爛性GERD），也稱作「NERD＝non-erosive reflux disease」。

＊1 GERD（gastroesophageal reflux disease）

胃食道逆流症

因為「胃食道逆流」（GER）而引發食道黏膜受損或症狀其中一種現象，也可能同時出現兩種現象的疾病。

＊2 GER（gastroesophageal reflux）

胃食道逆流

胃裡的東西逆流至食道。可分成「酸的GER」與「酸以外（弱酸、非酸）的GER」兩種類型。

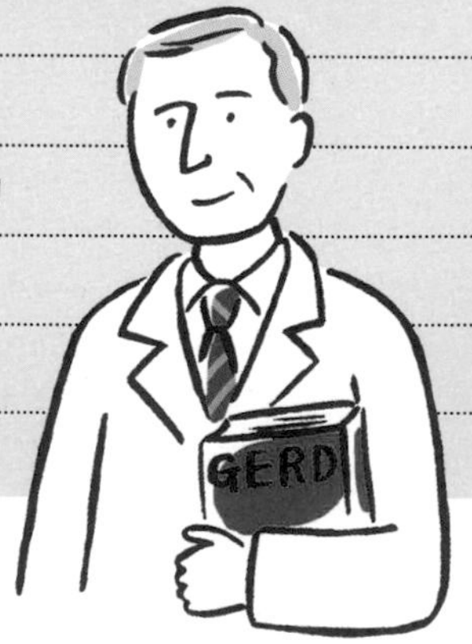

我們對於「非糜爛性胃食道逆流症」仍一知半解

很可惜的是，胃食道逆流症的研究還需要努力，我們無法透徹了解的地方不在少數。

也有一些人認爲，非糜爛性胃食道逆流症就是「逆流性食道炎的輕症」，另一方面，也有人主張，非糜爛性胃食道逆流症屬於「酸以外（膽汁及胰液等弱酸性、非酸性物質）的逆流引發症狀的其他疾病」。

實際上，被診斷爲非糜爛性胃食道逆流症的人，都會同時存在下述三種狀態：

①與逆流性食道炎相同，食道會異常曝露在酸液下的狀態。

②雖然不是異常曝露在酸液下，但是「食道的感覺」變敏感，會因爲少量的酸或是非酸的逆流出現症狀的狀態。

③出現與胃食道逆流（GER）無關的症狀，稱作**功能性胸口灼熱**的狀態。

COLUMN

「功能性胸口灼熱」與「非糜爛性胃食道逆流症」的微妙關係

「功能性胸口灼熱」屬於消化道障礙之一，過去統一被歸類為「非糜爛性胃食道逆流症」。近年來，隨著診斷設備進步，開始區分成因為逆流所導致的「非糜爛性胃食道逆流症」、「逆流性知覺過敏」，與非關逆流所導致的「功能性胸口灼熱」。

關於功能性胸口灼熱這方面，與外來壓力或化學性刺激引起的知覺過敏等現象比較有關係，且和失眠、內在壓力、不安等心理層面的因素息息相關。

症狀雖與逆流性食道炎一模一樣，治療時卻不會使用胃食道逆流症的藥物，而是使用抗憂鬱藥以及抗焦慮藥等等。

「胃食道逆流症」可分類如下……

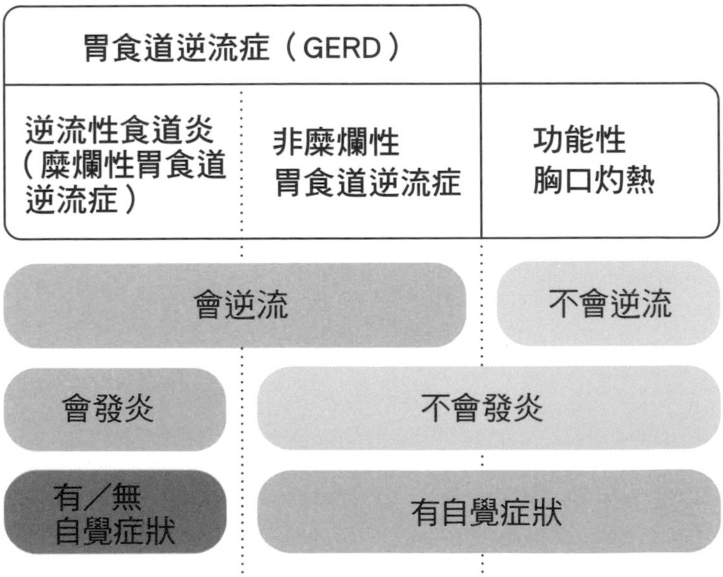

為什麼會發作？①
了解「胃部」與「食道」的結構

「食道」是食物的通道

食道是從喉嚨連接至胃部入口，長約25公分的管道。管壁厚度約4公釐，直徑約2公分，在停止吃吃喝喝時，會呈現扁塌的狀態。

食道的上部與下部，有一種名爲**括約肌**的肌肉。「括」這個字，顧名思義在收縮後可將器官封閉起來。當我們要吞嚥食物時，上部延續到下部的括約肌就會打開。

食道大部分皆位在胸部，上方約5公分位於頸部（咽頭的正下方），下方約2公分位在腹腔（橫膈膜的正下方）。食道是位於身體深層的部位，胸部上方的部分處於氣管與脊椎之間，下方的部分，則被心臟、大動脈、肺臟、肝臟等器官環繞。

食道位在這樣的地方

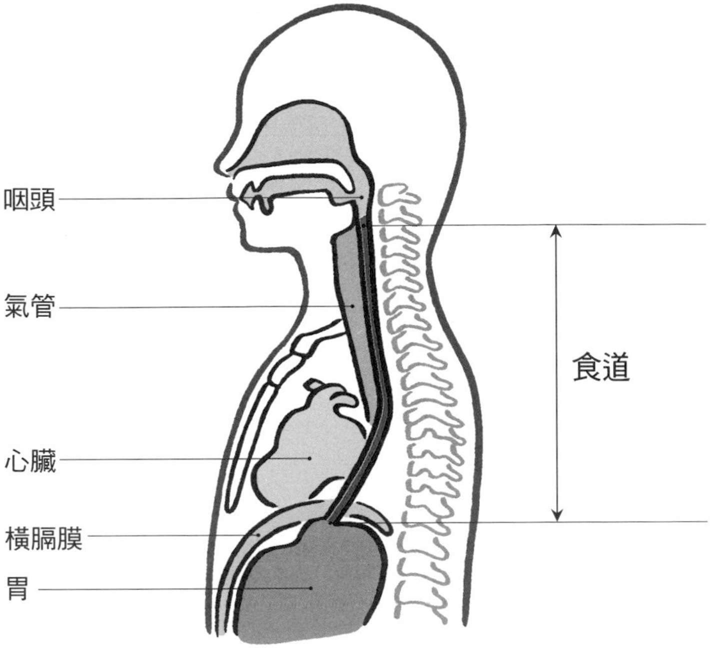

胃與食道的分界線就像這樣

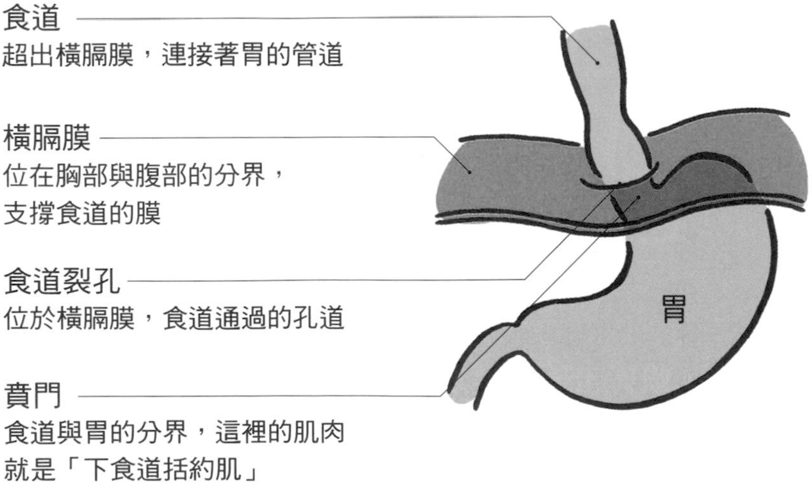

食道會膨脹再收縮，這樣的動作會向下傳導，藉此將食物在5～6秒內運送至胃部。食道這樣的動作，稱作「蠕動運動」。

順便告訴大家，飲料在1秒內就會通過食道，但這不是蠕動運動，而是受到重力的影響。

word

下食道括約肌

位於食道下部的括約肌，從食道裂孔上方1～2公分，一直到胃部為止，食道變厚的部分。通常除了食物通過時，其他時間都是關閉的狀態，這樣在平時才能防止胃液逆流。也稱作LES（Lower Esophageal Sphincter）。

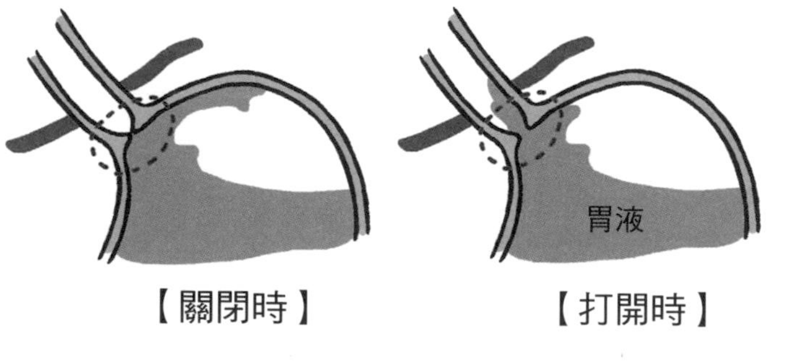

【關閉時】　【打開時】

「食物」像這樣被運送至胃部

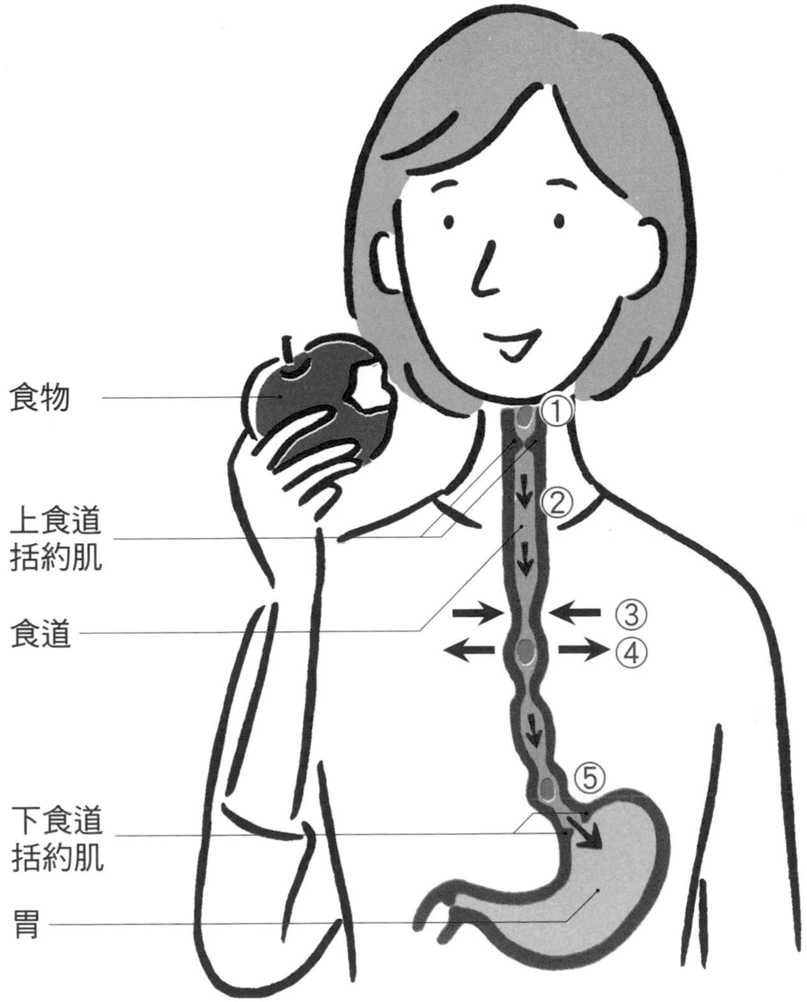

① 上部的括約肌打開讓食物通過
② 藉由蠕動運動往下運送
③ 食物未通過時呈現收縮的狀態
④ 食物通過時呈現鬆弛的狀態
⑤ 下部的括約肌打開讓食物通過

「胃」是用來消化食物的

胃是暫時囤積食物再進行消化的臟器。空腹時呈現細長扁塌的模樣，當食物運送進來之後，胃壁會擴張，吃飽時的容量甚至可達1.5～2.5公升。**胃壁的表面有「上皮」，保護胃壁的同時，還會分泌出讓消化順暢的「黏液」**。

食物運送至胃，「胃液」就會分泌出來，開始消化食物。每次吃東西都會分泌出0.5～0.7公升的胃液，1天的分泌量更高達1.5～2.5公升。胃液除了在食物實際進到胃的時候才會分泌之外，看到或聞到美味食物時，也會分泌出來。

胃液內含「胃酸」以及「消化酵素」等物質。胃酸的主要成分爲鹽酸，酸性非常強，因此可在胃裡抵抗細菌，防止食物腐敗。

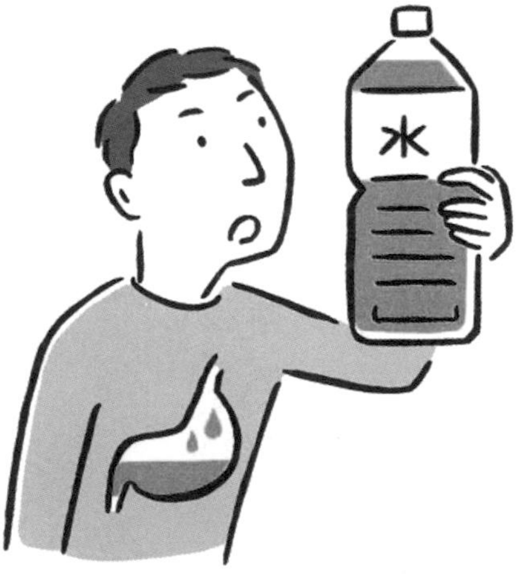

一天居然會分泌出這麼多「胃酸」！

食物靠著胃液消化，經過胃的蠕動運動像調理機一樣攪打後，會呈現粥狀再逐步運送到腸道。

胃液逆流與停滯，都會導致食道發炎

食道與胃不一樣，承受不住胃酸的強度。因此胃液反覆逆流或停滯後，當食道一直曝露在胃酸下，食道黏膜就會受傷而發炎。

總而言之，逆流性食道炎的發炎症狀，就是食道過度曝露在酸液之下才會引發。曝露的時間愈久，發炎症狀將演變成重症。

一旦食道黏膜發炎，就會紅腫起來，出現各式各樣的症狀。如此一來，食道的機能會變差，且會進一步促使胃液逆流，陷入惡性循環。

多方防止胃液逆流的機制

人體爲了防範這種事態發生，有許多防止逆流的機制會發揮作用。

①食道蠕動運動

食道蠕動運動，除了用來吃東西之外，還能將逆流出來的東西往胃部排出。藉由這樣的機制，絕大多數的胃液都會從食道送回胃中，少數殘留在食道的胃酸，會被吞下肚的唾液加以中和。

②下食道括約肌

位於食道上部和下部的括約肌，除了食物通過時，其他時間都會關閉起來。位於食道與胃部分界上的下食道括約肌（賁門）只要關閉，胃液就不會逆流。

③食道裂孔有收縮作用

「食道裂孔」是貫穿橫膈膜的孔道，食道會從這個孔道通過。這裡的食道裂孔，同樣能收縮食道，避免逆流情形發生。

④食道與胃接合部位的角度

食道與胃的接合部位呈現銳角，作用完全就像閥門一樣，讓逆流情形不易發生。而且藉由這個部位反覆往左側擠壓的運動，食道就會收縮。

可以防止逆流的功能有這麼多

① 食道蠕動運動
② 下食道括約肌關閉
③ 食道裂孔收縮
④ 這個部位呈現銳角

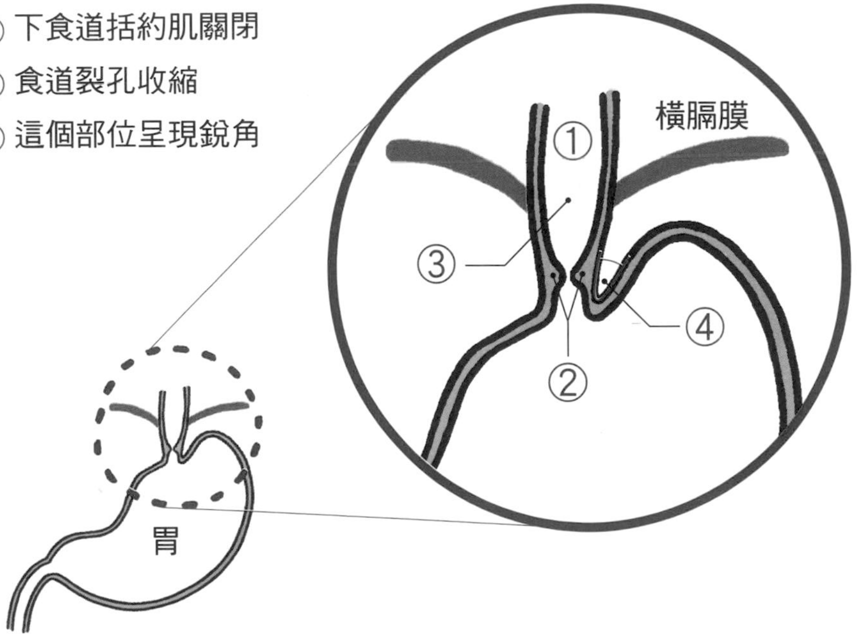

為什麼會發作？②
發作的原因不只一種

既然食道和胃都具備防止逆流的機制，為什麼還是會發生逆流呢？還有，為何食道曝露在酸液之下，就會發炎呢？主要原因如下所述。

胃液的「酸度很強」

胃液會導致發炎，是因爲內含「強酸」的緣故。以pH值來表示的話，會落在pH（氫離子濃度指數）1～1.5，酸性甚至比檸檬及醋還強。

胃壁會分泌出黏液來保護胃部，因此曝露在這等強酸之下，也不會發炎。但是食道並不會分泌出這樣的黏液，所以一旦曝露在胃酸之下，就會發炎。

「胃酸分泌量」增加

高脂肪、高蛋白質、高卡路里的飲食，會增加胃酸分泌。過去的和食完全不含這些要素，但在飲食西化之後，日本人的胃酸分泌量便開始增加了。

咖啡因及酒精，也會使胃酸增加。

吃太多或是喝太多碳酸飲料後，**胃部出現膨脹感，同樣都是胃酸會增加的因素之一**。

此外，由於幽門桿菌▲第63頁的感染者變少了，所以慢性萎縮性胃炎也減少，胃酸分泌活躍的人一天比一天多。

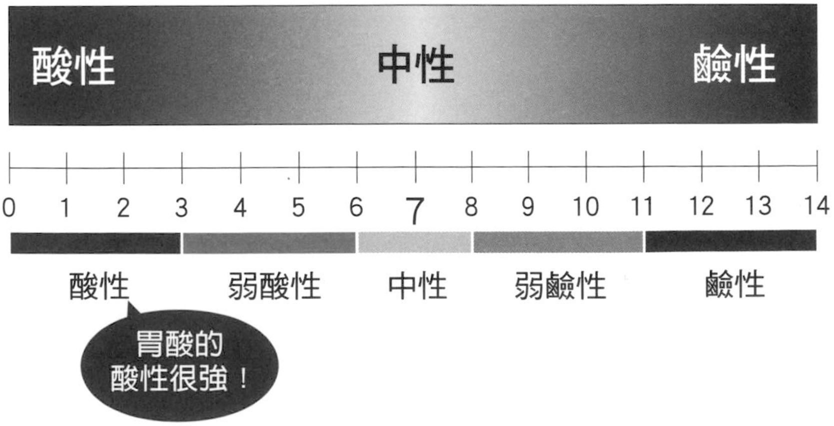

下食道括約肌「鬆弛」

人體機制的原始設計完全合乎邏輯，但是隨著年齡增長衰退之後，將會逐漸無法正常運作。

下食道括約肌也是如此，**上了年紀之後，收縮會變差，在食物沒有通過時，也會變得很容易鬆弛**。下食道括約肌一鬆弛，便容易形成逆流。

由於「下食道括約肌鬆弛」的關係，導致胃液及胃裡的東西逆流的例子，可分成兩種類型。

一種會在**下食道括約肌暫時鬆弛時**發

起因於「下食道括約肌鬆弛」的胃液逆流

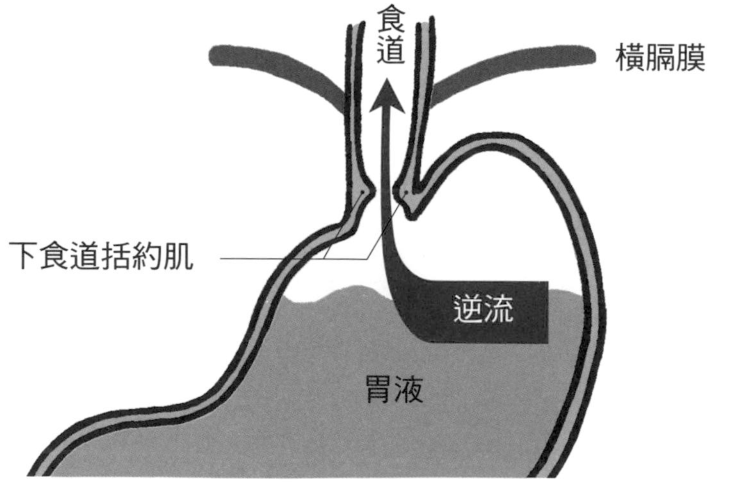

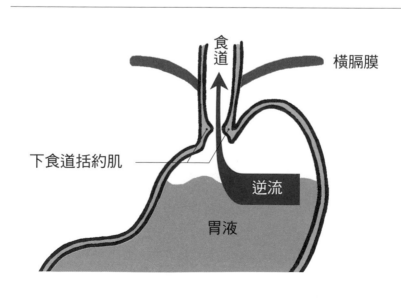

生。無論是健康的人，或是逆流性食道炎的患者，胃液逆流的主要原因都是這個因素。我們會在吃太多東西後打嗝，就是因爲下食道括約肌暫時打開，將囤積在胃裡的空氣排出體外的緣故。

通常吞下東西之後，下食道括約肌會鬆弛4～5秒左右的時間，但在沒有吃東西的狀態下暫時鬆弛的現象，卻會持續5～30秒。與吞嚥無關卻突然鬆弛，這樣一來，逆流的胃液便容易停滯在食道，才會經常發炎。

另一種則是**下食道括約肌的收縮力量原本就很弱的時候**。下食道括約肌力量弱的重症患者，除了暫時鬆弛的時候，其他時間也會發生胃酸逆流。

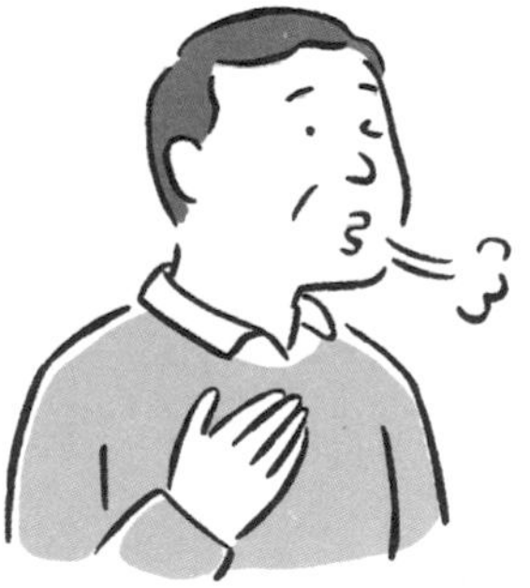

打嗝是下食道括約肌暫時鬆弛，囤積在胃裡的空氣排出的現象

食道裂孔疝氣

除了下食道括約肌之外，食道裂孔以及胃與食道接合部位銳角的地方▲第49頁，同樣隨著老化衰退之後，再也無法堵住胃液。

食道裂孔一旦鬆弛，胃的上方部位就會從這裡擠出去，有時候便會形成「食道裂孔疝氣」。演變至此的話，賁門部分將會無法收縮，防止逆流的功能就會愈來愈無法發揮作用。

從年輕人到高齡者，都有食道裂孔疝氣增加的傾向。

食道裂孔疝氣

因為食道裂孔鬆弛的關係，一部分的胃跑到橫膈膜上方，就是所謂的「食道裂孔疝氣」

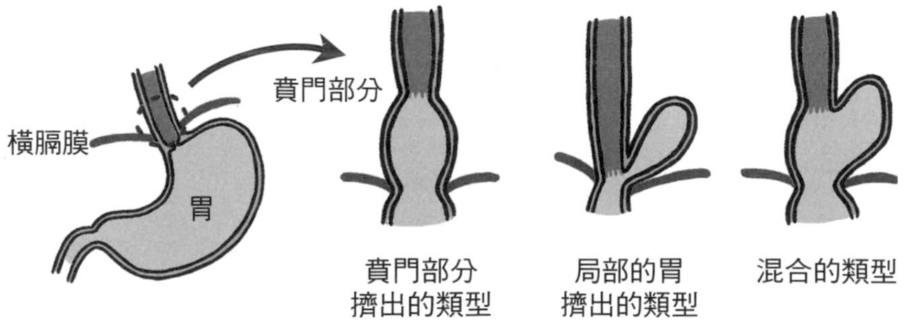

食道的運動功能變差

縱使胃液逆流至食道，只要胃能迅速將胃液排出，就不會發炎。而且食道原本就具備引發蠕動運動的功能，可將食物往下吞。

但是，隨著年齡增長，食道的運動功能也會變差。當肌肉無法順利進行收縮，將逆流物排到胃部的機制便無法順利運作。**逆流性食道炎的人，有25%的輕症者、48%的重症者**，都會出現這種食道運動功能變差的情形。愈是重症的人，這種收縮力道通常愈差。

除了上述列舉出來的原因之外，有些人接受胃部手術之後，也會出現胃食道逆流症的後遺症。

另外，穿著緊身衣或皮帶等衣物，將腹部束緊後，「施加在腹部的壓力」會變大，有時也會導致逆流。還有前彎的姿勢、背部後仰等動作，同樣都會造成逆流。

容易得胃食道逆流症的人

究竟哪些人容易得胃食道逆流症呢？簡單來說，就是胃酸分泌多，以及經常逆流的人。胃酸分泌多以及經常逆流的人，通常受到各種要素所影響，例如**飲食習慣**、**年齡**、**姿勢**、**體型**、**壓力**，再加上**目前的疾病**、**過去的疾病**等等。

高齡者

上了年紀之後，胃酸分泌量會減少，但在另一方面，食道與生俱來防止逆流的功能會變差，吞嚥食物的功能也會衰退，因此逆流物會變得很容易停滯在食道。

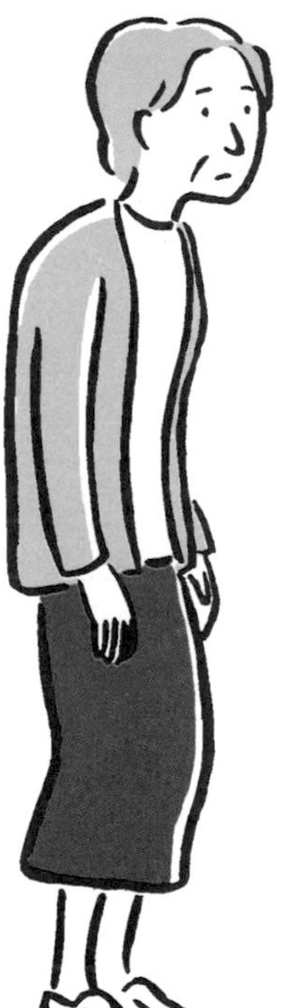

生活習慣有問題的人

●飲食習慣①〈攝取不好消化的食物〉

長期以來攝取不好消化的飲食，很容易得胃食道逆流症。最具代表性的食材，就是脂肪多的食物，因爲在胃部滯留的時間很長，會促進胃酸分泌。會對胃部造成刺激的辛香料、咖啡、酒，也是同理可證。

●飲食習慣②〈飲食方式不容易消化〉

飲食方式也會造成影響。吃東西不會充分咀嚼的人，也容易罹患胃食道逆流症。只要吃東西，胃酸就會分泌，因此「大胃王」也很容易得胃食道逆流症。還有邊走邊吃，或是吃完東西習慣馬上躺下來，都會妨礙消化。

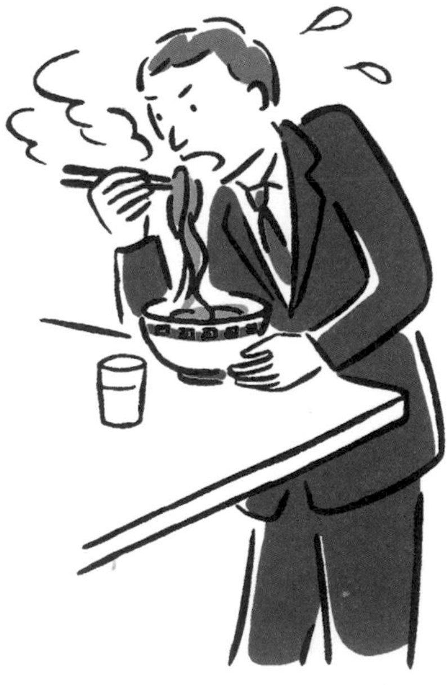

● 體型〈過胖或過瘦〉

一般來說，「體重過重的人容易得逆流性食道炎」。當腹部長滿內臟脂肪（並非皮下脂肪），胃就容易受到壓迫，所以容易引發胃酸逆流。事實上，**BMI（表示肥胖度的身體質量指數）高的人**，都有容易罹患逆流性食道炎的傾向。反之，非糜爛性胃食道逆流症的人，與BMI之間並沒有明確的關聯性。

並非起因於生活習慣，但是腹圍同樣會變大的**孕婦**，通常也容易得到胃食道逆流症，原因是隨著子宮容積大幅增大，腹部壓力急劇升高。

另一方面，雖然看似十分矛盾，但是據說**BMI低、過瘦的人**，也容易患上胃食道逆流症。瘦子大多都會胃下垂，可能是將食物送至胃部的速度太慢所導致。此外，身材愈纖瘦的人，胸口灼熱的情形愈多。

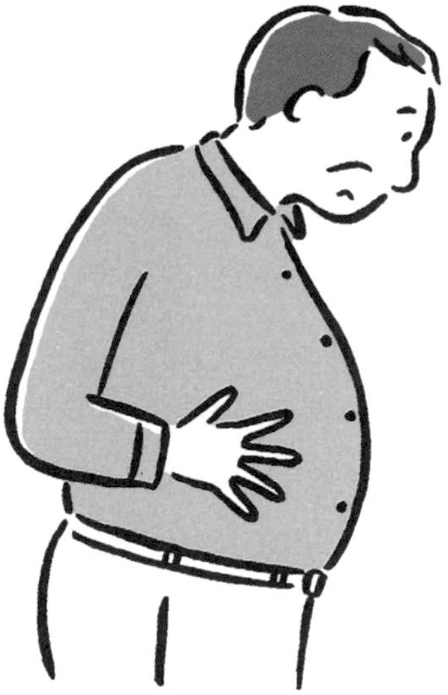

COLUMN

會誘發逆流性食道炎的是「內臟脂肪」還是「皮下脂肪」？

「內臟脂肪」是長在腹部臟器周圍的脂肪，「皮下脂肪」則是長在皮膚底下的脂肪。男性多數屬於內臟脂肪型肥胖，女性則有皮下脂肪型肥胖較多的傾向。

會誘發逆流的是內臟脂肪，因為內臟脂肪增大後，胃內壓力就會上升，所以皮下脂肪並非誘因。

內臟脂肪太多，會導致各式各樣的疾病，但內臟脂肪也有一項特徵，就是比皮下脂肪更容易消除。

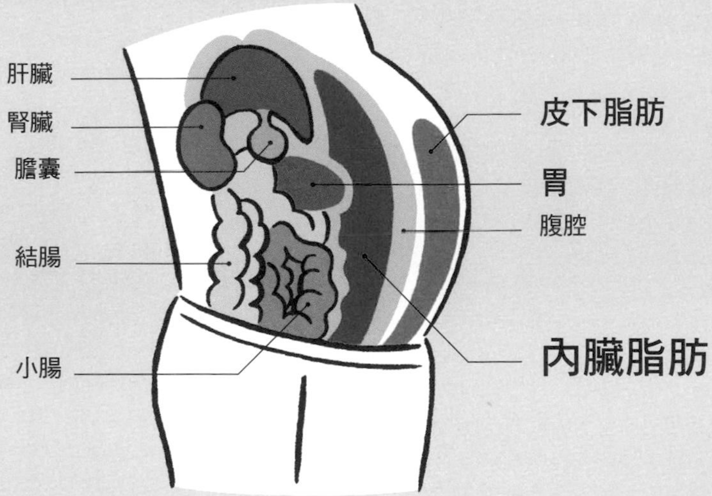

● **姿勢〈駝背、前彎〉**

後背或腰部一旦彎曲，施加在腹部的壓力就會變大，因此胃液會變得容易逆流。

此外，會駝背的人只要一仰躺下來，胃就會高於食道，所以逆流物會無法回到胃部，而停滯在食道。

經常呈現前彎姿勢的人，施加在腹部的壓力會變大，所以也會出現相同情形。順便提醒大家，一直將皮帶束緊或是穿著束腹的人，同樣會在腹部施加壓力。

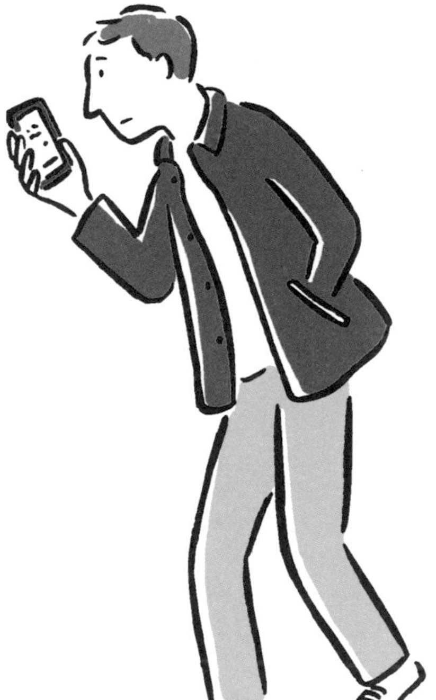

● **健康狀態〈容易便祕〉**

經常便祕的人，也會有容易得胃食道逆流症的傾向。因爲便祕導致腹脹後，胃會受到腸道壓迫，容易引發食道逆流的現象。

壓力大的人

另外，精神壓力大的人，似乎也容易得胃食道逆流症。

其中一項原因，據說是因爲壓力會導致「食道黏膜變敏感」。

另一項原因，則是壓力導致「大腦變得想吃刺激性強的食物」，飲食習慣會改變。辛香料多的食物、鹽分高的食物、油膩食物以及酒類等等，都會對胃造成刺激，讓人開始喜歡吃不好消化的飲食，最終才會演變成胃酸增加。

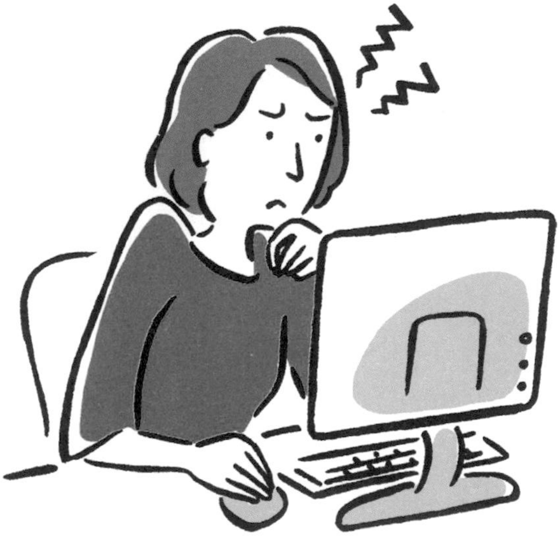

目前的疾病與過去的疾病

●缺乏幽門桿菌的人

胃一旦感染了幽門桿菌，就可能罹患胃癌。但在另一方面，感染了幽門桿菌的胃，黏膜會受損而變得不健康，胃酸分泌會減少，即使收縮食道的肌肉鬆弛了，也不容易引發逆流。就算發生逆流了，胃酸的酸度也不會太強，因此才會不容易發炎。

所以，爲了治療胃潰瘍等疾病而消除幽門桿菌的人，在胃酸分泌變活躍之下，容易罹患胃食道逆流症。

●食道裂孔疝氣的人

一部分的胃跑到胸部，有「食道裂孔疝氣」▲第54頁的人，同時併發逆流性食道炎的案例並不在少數。有此一說，食道裂孔疝氣本身就會造成胃食道逆流症。

COLUMN

「感染幽門桿菌」的日本人變少，「胃食道逆流症」的人卻增加了

胃食道逆流症的患者，近年來急劇增加的主要原因之一，就是幽門桿菌（正式學名稱作Helicobacter pylori）的感染率下降了。幽門桿菌會導致胃癌，近十幾年來，感染人數的比例驟減許多。

驟減的背後因素，在於衛生環境的變化。過去日本到處都設有水井，鄉下地方有農田及堆肥，這些都是幽門桿菌的溫床。

在農田裡遊戲的孩子們，就會感染幽門桿菌。家裡有一個人感染的話，只要一起吃火鍋，或是父母嘴對嘴餵食幼兒，大家都會全部感染。

這樣的環境減少後，日本人整體的幽門桿菌感染率才會大幅下降。此外，因為大家開始了解「感染幽門桿菌的時間愈長，罹患胃癌的機率愈高」，所以接受幽門桿菌「除菌治療」的人也增加了。

愈來愈多人沒有幽門桿菌，擁有健康的胃之後，反而出現了胃食道逆流症增加的矛盾現象。

依據統計結果發現，幽門桿菌感染者從70.5%（1998年）持續下降至52.7%（2005年），反觀逆流性食道炎卻從1.4%上升到6.6%，也就是增加了4.7倍（男性為6.6倍、女性為2.7倍）●審訂註2。

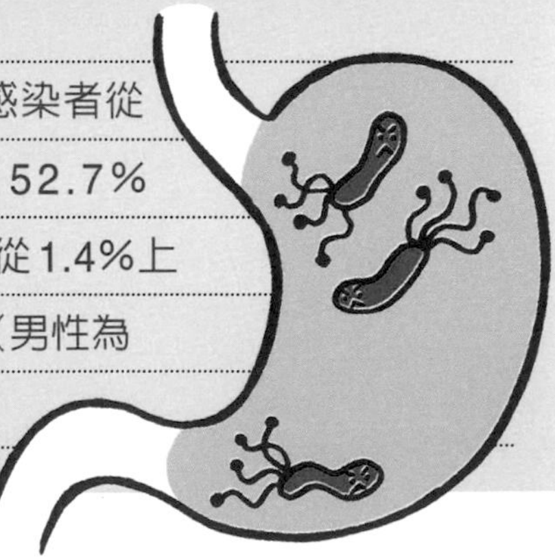

一旦發生食道裂孔疝氣，下食道括約肌▲第48頁的力量就會變弱，逆流會增加，食道將逆流物排到胃的時間變慢，食道曝露在胃酸之下的時間就會拉長。

●糖尿病的人

罹患糖尿病的人，容易引發合併症之一的「糖尿病神經病變」。發生神經病變後，末稍神經受損的同時，食道蠕動運動功能▲第44頁也會變差，將逆流物排到胃部的功能便無法充分運作。

由於唾液量也減少了，中和逆流酸液的能力也變差，食道才會容易發炎。

●睡眠呼吸中止症的人

睡眠期間呼吸中止，也可能會促使胃液逆流。

反過來說，睡眠呼吸中止症治療之後，胃食道逆流症的症狀也會改善。

●接受過胃切除手術的人

接受過胃部手術的人，有時會引發胃食道逆流症這樣的後遺症。因為切除胃之後，胃液以及膽汁等消化液會容易逆流至食道。

這種現象稱作「術後逆流性食道炎」，或是「術後食道炎」。術後食道炎，意指因胃癌切除胃之後，以及切除食道後發生的食道炎，不包含減肥手術和逆流防止術後發生的食道炎。

全胃切除的人，容易引發胰液及膽汁等等的逆流現象。

word

睡眠呼吸中止症

睡眠期間呈現暫停呼吸或低度呼吸的疾病。睡眠時會出現的症狀，包含打呼、做惡夢、突然驚醒等等，白天會犯睏、注意力不佳、頭痛等等。10秒以上無呼吸的狀態，在7小時的睡眠中發生30次以上，或是1小時內出現5次以上，即可診斷為睡眠呼吸中止症。呼吸過程中，換氣程度不到一半時，則稱作「低度呼吸」。

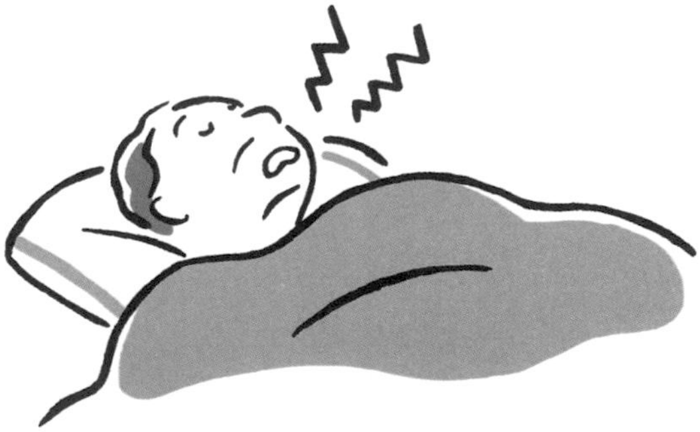

惡化之後會如何？

參考上述說明之後即可明瞭，當胃酸分泌增加，防止逆流的機制無法充分發揮作用後，就會引發胃液逆流。而且一旦逆流的胃液超出某個限度，將出現令人不舒服的自覺症狀，或是發炎現象。若爲輕症倒還無妨，但是日益惡化之後，會帶來各種不良影響。

妨礙到日常生活

像是出現「胃脹脹的」，或是「不太舒服」，還有「喉嚨怪怪的」這類自覺症狀時，就算是影響到日常生活，也不會讓人感到意外。當一個人的情緒不佳，也會缺乏專注力。

還有很多人都會出現「睡眠障礙」的問題。這點恐怕是在睡眠期間發生逆流，因此無法獲得良好的睡眠品質。尤其胸口一灼熱，也會有睡眠障礙問題增加的傾向。

word

QOL

為Quality of life一詞開頭英文字母的縮寫，中文翻譯成「生活品質」。即便是在與疾病搏鬥的期間，也應該重視「符合當事人的生活方式」、「社會生活」、「日常生活」的概念。

一旦發生胸口灼熱或是溢赤酸等情形，通常都會演變成「食欲不振」。倘若因為腹脹或吞嚥時會感到不適，於是減少飲食的話，有可能導致「低營養」。低營養，將會對身心帶來不良影響。

工作時會採取前彎姿勢作業的人，相信在工作期間也會感到很難受。另外，像是用腹肌演講或歌唱的人，同樣會感到不適。

也就是說，**QOL會下降**。

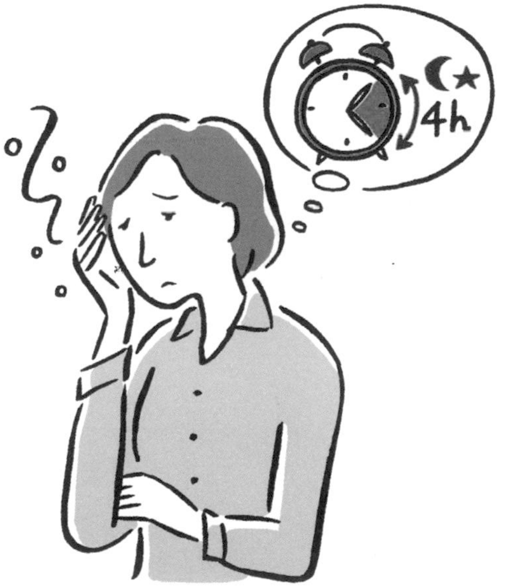

誘發合併症

一旦罹患胃食道逆流，有時還會誘發其他疾病，出現「合併症」。

●「咳嗽」、「氣喘」等呼吸系統疾病

以症狀為例，像是前文提過的，還會出現**慢性咳嗽**（咳嗽）及**氣喘**。

原因可能是下食道括約肌暫時鬆弛後，胃裡的東西逆流至食道，使得位於食道下部的神經受到刺激，還有逆流物到達咽喉後誤嚥到氣管等等。如果是唾液被誤嚥到氣管裡，大不了咳幾下而已，但是誤嚥下酸液之後，將會引發嚴重咳嗽。

因此，對於逆流性食道炎與食道狹窄（食道因為某些原因變狹窄，食物通過時會出現障礙的狀態）的患者而言，許多人經常會合併**支氣管性氣喘**等疾病。

除了酸液及弱酸的逆流會導致慢性咳嗽及氣喘之外，弱鹼性的逆流也是原因之一。

word

誤嚥

理應由嘴巴進入食道的東西，誤入到氣管裡。吞嚥能力變差的高齡者，常因為食物或唾液無法完全吞嚥而引發誤嚥。

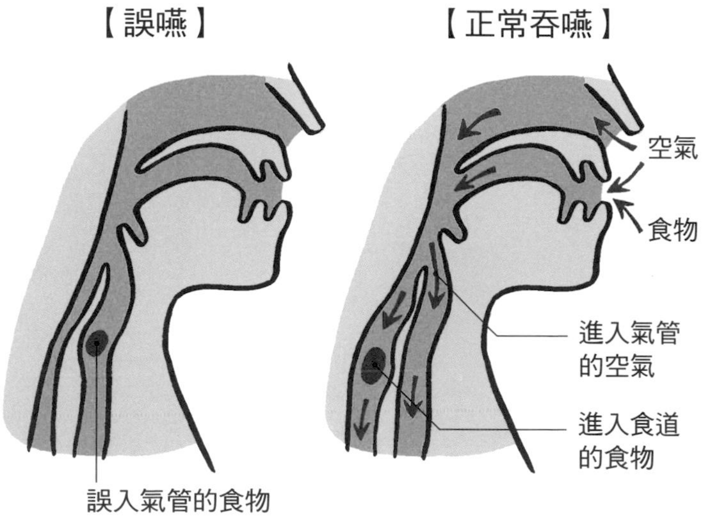

word

支氣管性氣喘

空氣的通道（氣道）持續發炎，氣道對於各種刺激變得敏感，反覆發作使得氣道變狹窄的疾病。日常發作時會出現咳嗽或痰，伴隨著「喘氣聲」或「咻咻聲」，有呼吸困難的現象。夜間及早晨容易出現症狀。

再者，因爲咳嗽的關係，有時會長出**聲帶息肉**。不只有自然出現的咳嗽，有時還會因爲喉嚨不舒服，養成清喉嚨的習慣。

● 睡眠呼吸中止症

在第56頁「容易得胃食道逆流症的人」的章節中，曾提到「睡眠呼吸中止症」的人也是其中之一，反過來說，有胃食道逆流症的人，同樣容易罹患睡眠呼吸中止症。尤其在夜間，症狀格外明顯。

● 誤嚥性肺炎

由於誤嚥的關係，使得「細菌」或「唾液、胃液」進入氣管，導致肺發炎的疾病。經常發生在吞嚥能力變差的高齡者身上。典型的症狀，有發燒、咳嗽、類似膿的痰，治療時以抗菌藥物爲主，有時會反覆發生變成慢性疾病。

肺炎高居日本人死因排行前幾名，尤其超過65歲之後，死

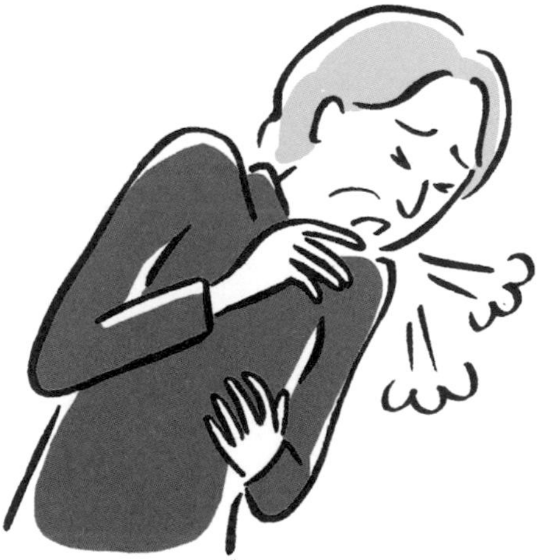

亡率會急劇上升，所以必須特別留意這種疾病。

有胃食道逆流症的人在吞嚥胃液及逆流物時，當胃液或逆流物從氣管進到肺，將引發「吞嚥性肺炎」。這種誤嚥情形，也常在夜間發生。

●特發性肺纖維化

肺泡（組成肺部、體積小又柔軟的囊泡）受損後，膠原蛋白等物質會增加以修復肺泡，致使肺泡壁變厚的一種疾病。會出現咳嗽，還會因為無法充分吸收氧氣而感到呼吸困難，這可能也是胃食道逆流症引發的。

●於頭部發作的疾病

胃液逆流至咽頭後，有時也會在頭部引發疾病，例如「**酸蝕症狀**」（牙齒的琺瑯質溶解）、「**咽頭炎**」、「**喉頭炎**」、「**咽喉炎**」、「**副鼻腔炎**」、「**口內炎**」、「**中耳炎**」等等。可能是逆流的酸液在睡眠期間竄升至頭部後，由於嘴巴緊閉的關係，於是通過鼻腔而流到耳朵的部位。

進一步惡化的狀況

當發炎症狀持續，食道蠕動運動功能▲第44頁下降，將逆流物排出至胃部的能力變差，胃液滯留時間拉長，這些因素又會形成發炎的原因，結果就陷入惡性循環當中。發炎症狀惡化之後，有時還會演變成重症的「潰瘍」，有些人甚至會從食道「出血」而導致吐血。在潰瘍的部分影響下，也會使得食物的吞嚥情形變得很困難。

●發生「黏膜病變」

食道內壁與胃部內壁通常會覆蓋不同的「上皮細胞」。胃部的上皮細胞可以保護胃壁免於酸液傷害，但是食道的上皮細胞卻無法保護食道遠離酸液傷害。

食道在不斷發炎與復原的過程中，有時候食道的上皮細胞會剝落，類似腸胃的上皮細胞（並非完全一樣）將會覆蓋在食道上。食道上皮細胞發生變性的情形，便稱作「黏膜病變」。

word

「黏膜病變」與「巴瑞特氏食道」

發炎的食道黏膜（鱗狀上皮細胞），變性成與胃部相同的黏膜（柱狀上皮細胞），稱作「黏膜病變」，發生黏膜病變的食道，稱為「巴瑞特氏食道」。巴瑞特氏食道看起來像是胃黏膜延伸到了食道表面，延伸出來的部分愈長，發生食道腺癌的機率就會愈高。

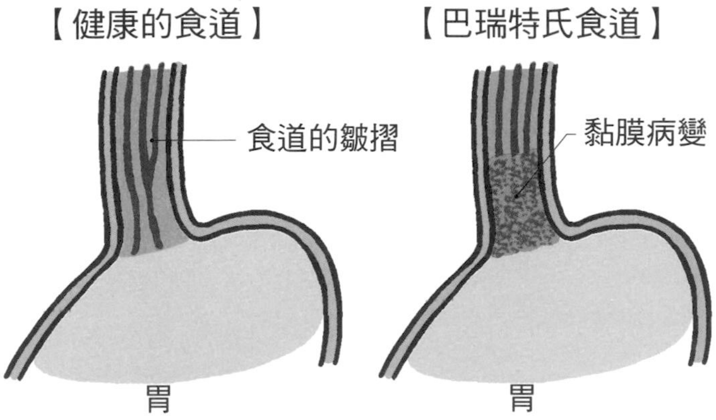

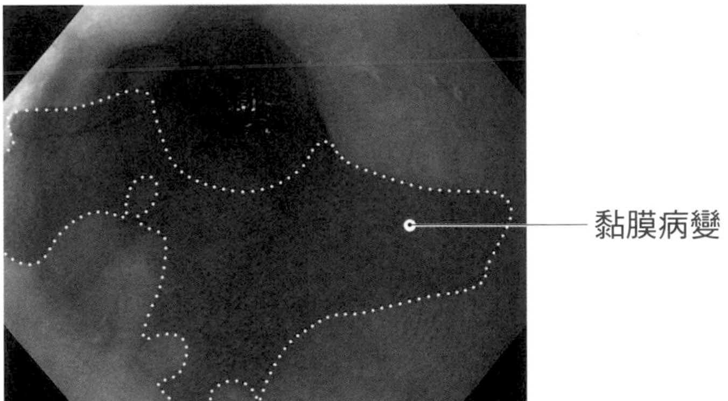

巴瑞特氏食道的胃鏡照片

黏膜病變會發生在3～5成的胃食道逆流症患者身上，不過絕大多數的人都沒有自覺症狀。

食道曝露在酸液及膽汁的時間，可能與黏膜病變的長度有關。

●從黏膜病變演變成「食道腺癌」

如果只是發生了黏膜病變，倒不是什麼大問題，但是假使黏膜病變超過3公分，有時就會在此處形成「食道腺癌」。但這只能當作參考，發生黏膜病變的人當中，估計有不到0.1～0.4%的人會演變成食道腺癌。

在歐美地區有項數據顯示，從黏膜病變超過3公分的巴瑞特氏食道（LSBE）引發癌症的機

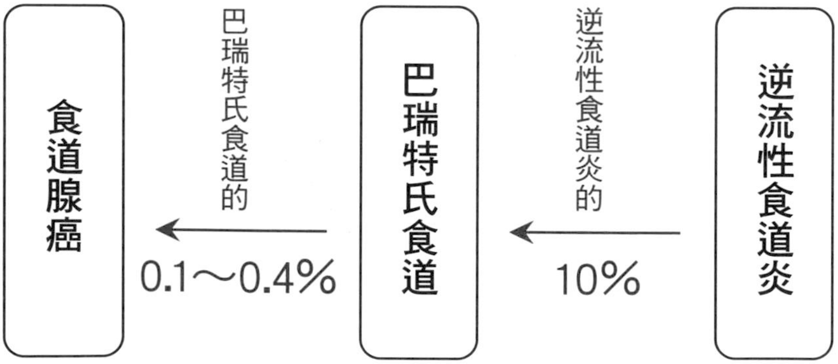

word

LSBE與SSBE

如果黏膜病變長滿食道內壁一圈（＝全周性），就是LSBE（long segment Barrett's esophagus）；長度未滿3公分，非全周性則稱為SSBE（short segment Barrett's esophagus）。LSBE的患者曝露在酸液及膽汁的時間較長。LSBE的發生率平均為0.4%，SSBE平均為17.9%。

率，每年爲0.4%，平均達5公分的致癌率，落在0.6%上下，但是許多日本人罹患的巴瑞特氏食道（SSBE）都是未滿3公分，致癌風險非常低。

黏膜病變經治療後也不易改善，因此最重要的就是**在尚未形成黏膜病變前，盡早開始治療**。

所謂的「腺癌」，意指在組成身體的組織當中，從稱作腺體組織的上皮組織發生的癌症種類。「食道腺癌」和「食道鱗狀上皮癌」同屬於食道癌，但與食道鱗狀上皮癌相較之下，食道腺癌的罹患率（發病的比例）低出許多，只是在胃食道逆流症增加的影響下，今後罹患率可能會上升。

COLUMN

好發於男性身上的「食道癌」

食道癌是從包覆食道內壁的黏膜表面——鱗狀上皮細胞——開始長出來。

罹患率及死亡率，同樣都是從45歲之後開始增加，尤其男性增加的比例急速竄升。

日本人罹患的食道癌，9成以上都是鱗狀上皮癌，腺癌不到1成。只不過最近腺癌卻以緩慢的速度在增加當中。●審訂註3

食道癌發生的主要原因，是抽菸與喝酒，若以胃食道逆流症的患者來說，胸口灼熱的期間、重症度、症狀發生頻率等等，皆可視為「食道腺癌的危險因子」。

治療方法有內視鏡治療、手術、放射線治療、化學療法（抗癌劑）這四種。

與胃部及大腸相較之下，食道由於淋巴組織相當豐富，所以有容易轉移至淋巴結的特徵。因此即便在早期發現，也必須將淋巴結大範圍切除。

第2章

用心改善你的生活

第一步是檢討生活習慣

當症狀起因於生活習慣

有些人是因爲上了年紀的關係，而引發胃食道逆流症，但是現在卻有愈來愈多的人，是因爲生活習慣才導致胃食道逆流症。

例如「飲食內容」是主要因素之一，還有肥胖以及駝背這類容易引發逆流的「身體因素」，都是生活習慣容易造就胃食道逆流症的主要原因。

如果胃食道逆流症尚屬輕症，輕忽不理也不會出現多大變化，有時甚至還會自然痊癒。不過，絕大多數如果放任不管，都會開始惡化。

換句話說，「只要改變生活習慣，症狀就有可能改善」。有自覺症狀的人，請一定要參考本章介紹的方式，開始嘗試改善生活。除了症狀將有所改善之外，還能預防**重度的逆流性食道炎**。

●藥物與生活改善，缺一不可

已經按照處方箋在服藥的人，不能只依靠藥物療法，還需要好好檢討生活習慣。大部分的人，**透過「藥物治療」與「改善日常生活」雙管齊下後，都會有逐漸好轉的跡象**。

「導火線」因人而異

「吃了某些東西後就出現症狀」、「好像是做了什麼事情後，症狀就出現了」，如果你有上述情形，對你而言，這就是胃食道逆流症的「導火線」。譬如「晚上喝了酒或碳酸飲料後，隔天早上時常發生溢赤酸」這類的情形。

對於多數人而言，最大的導火線應該都是「飲食」，然而會引發症狀的食材、分量及時間帶，卻會因人而異。即便吃的食材相同，有時也會發生「晚餐後會出現症狀，午餐吃卻沒問題」的情形。

讓你胃食道逆流症發作的導火線，到底是哪些生活要素，請務必好好釐清。

這樣做，就能減少「發炎原因」

當身體結構變得容易逆流後，就無法再恢復正常了。由此可見，胃食道逆流症或許可稱爲「不治之症」。但是，靠自己的努力與用心，還是能「減少逆流」，使「症狀緩解」。

建議大家做到下述3點。

- **縮短食道曝露在酸液下的時間**
- **訓練呼吸肌力，強化下食道括約肌**▲第44頁
- **去除壓迫胃部的因素**

具體而言，就是「改善飲食內容，緩解胃酸過多的狀態」、「做運動鍛鍊身體，預防逆流」、「改變日常生活中的某些習慣，減少逆流」等等。

食道曝露在酸液下時間變長的主要原因

- 抽菸
- 喝酒
- 吃巧克力
- 攝取脂肪多的飲食
- 平躺下來
- 睡覺時右側朝下

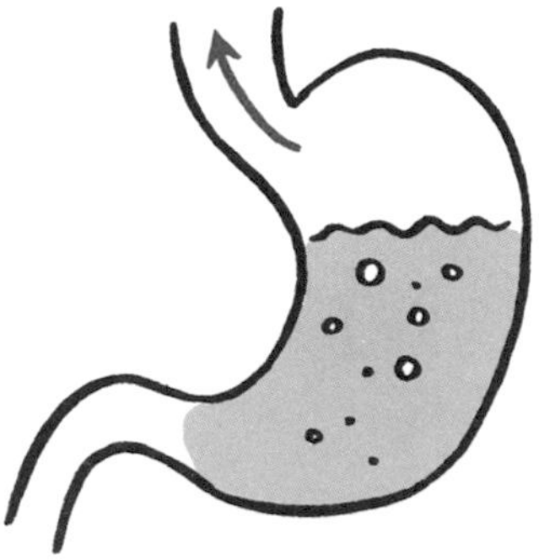

下食道括約肌力量減弱的主要原因

- 抽菸
- 吃巧克力
- 喝碳酸飲料
- 睡覺時右側朝下

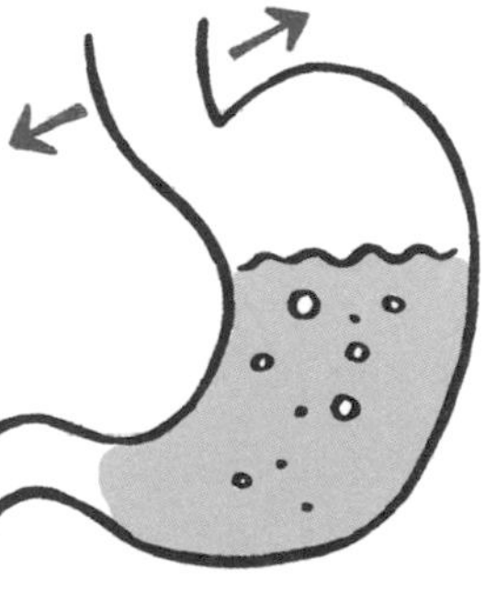

壓迫胃部的主要原因

- 前彎姿勢
- 用力束緊腹部
- 內臟脂肪過多（過胖）

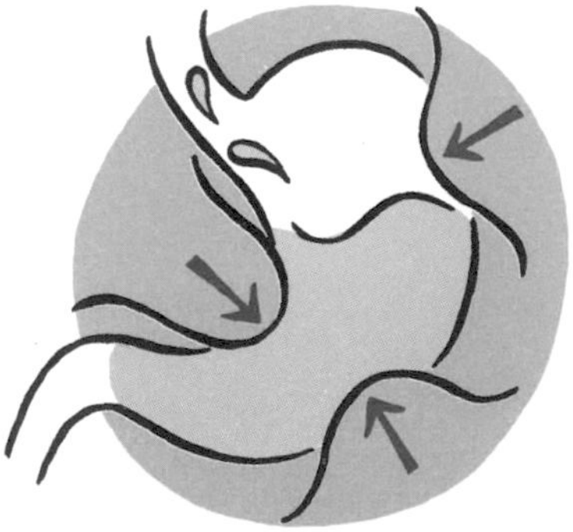

改善對策1

防止壓迫腹部

壓迫腹部，胃就會受到擠壓，形成引發逆流的原因之一。

即使只是內臟脂肪▲第58頁較多的狀態，就會壓迫到胃部，因此，**肥胖**的人最好設法減輕體重。

姿勢不佳，同樣會壓迫到腹部。像是進行打電腦這類的文書工作時，姿勢都會在不知不覺間變差。記得要提醒自己伸展一下背肌。

身體前彎的工作也要避免。實在無法避免時，最好餐後間隔超過3小時再以前彎姿勢進行作業，或是將作業時間縮短等等，盡可能不要長時間維持會壓迫到腹部的姿勢。

類似會**束緊腹部**的腰帶，或是緊身牛仔褲等服飾，在穿著時也要特別留意。以寬鬆的服裝爲宜。

泡澡時，水壓同樣會對腹部產生壓力，因此餐後也要避免馬上沐浴。

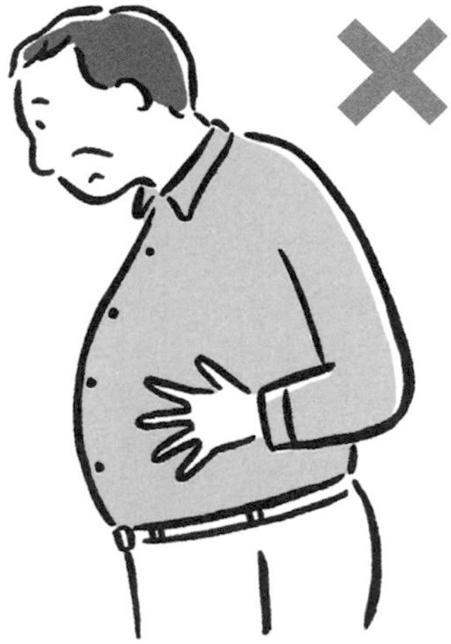

內臟脂肪多，
就會壓迫到腹部

「拔草」、「擦地」都要
慎選時間進行

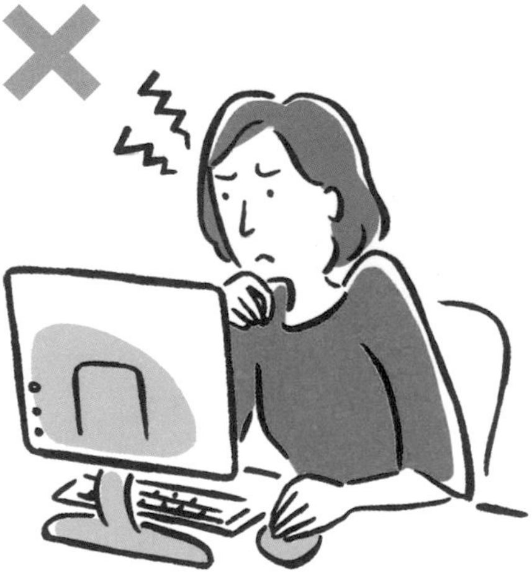

避免前彎姿勢

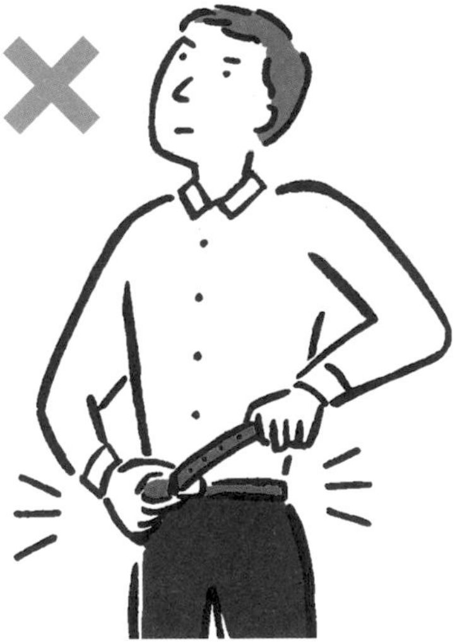

腰帶「別束太緊」

改善對策2

避免「駝背」

不知不覺變成駝背，一直壓迫到腹部的人，並不在少數。

COLUMN

後背包的陷阱

若是後背包的揹法錯誤，就會變成駝背。像是背帶太長重量會往下掉，於是肩膀會往前縮以支撐背包重量，變成前彎的姿勢，這樣也會對脊椎造成不良影響。

所以，應將背帶縮短，使後背包及背帶緊貼著身體。

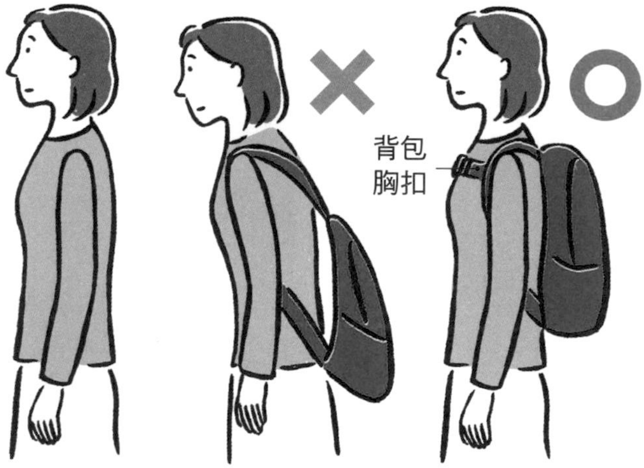

立正站好的姿勢

不理想的背法

理想的背法

避免駝背的「良好姿勢」

想要矯正姿勢，就要經常提醒自己
「臀部和腹部要用力」。

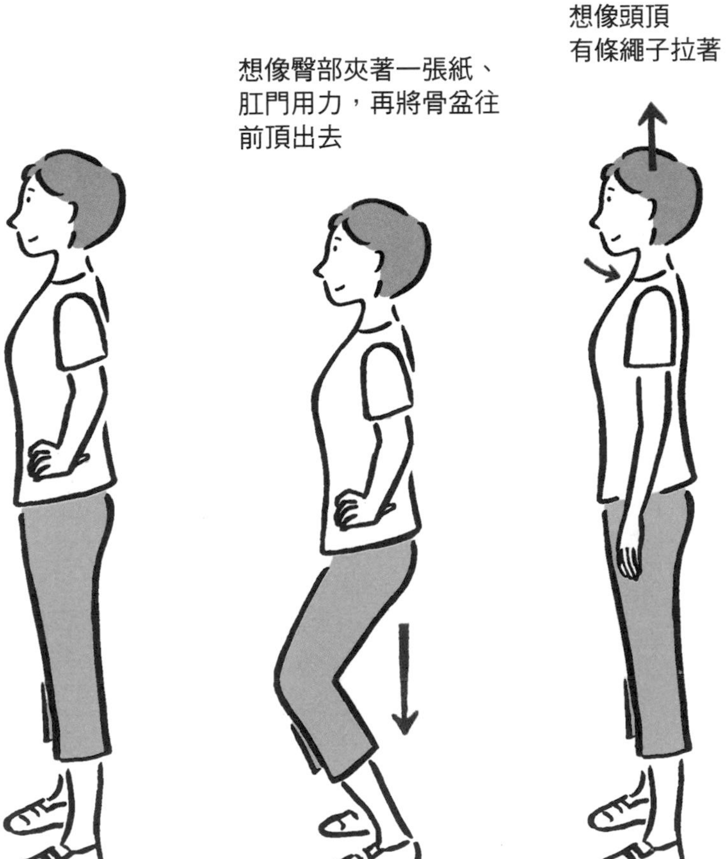
想像臀部夾著一張紙、
肛門用力，再將骨盆往
前頂出去
想像頭頂
有條繩子拉著

① 雙腳打開與肩同寬

② 臀部往正下方移動，
同時膝蓋微微彎曲
（約 115～120 度）

③ 直接將膝蓋打直，
下巴稍微內縮後往
上伸展

改善對策3

減輕壓力

壓力有可能導致胃食道逆流發作

胃食道逆流症日益增加，有可能是「壓力增加」的緣故。

適度的壓力可有效調整自律神經保持平衡，但是過度的壓力卻會為身心帶來不良影響。

壓力與胃食道逆流症是否有直接關聯，雖然目前仍無法明確證實，但是坦白說，普遍認為**壓力過大時，保護胃部的黏液分泌量就會減少，胃酸分泌會增加**。因此，紓解壓力避免壓力太大，可說是有助於改善症狀的祕訣之一。

紓解壓力的方法百百種，建議大家找出適合自己的紓壓方式。

「狀況」不會形成壓力，「個人觀點」才會

在相同的狀況下，有些人會感到壓力，有些人卻不會，這是因爲每個人對於狀況的「解讀」方式不同。希望大家明白一件事，「你**自認爲**現在是最壞的狀況，未必眞的是最壞的狀況」。看起來不理想的狀態，如果站在不同的觀點來看，就會出現不同的見解。多練習用各種角度來思考事情，才能妥善地掌控壓力。

避免壓力過大的方法

- ☐ 外出散散心
- ☐ 狀況不佳時不要鑽牛角尖
- ☐ 不要回顧負面的思考
- ☐ 接受自己

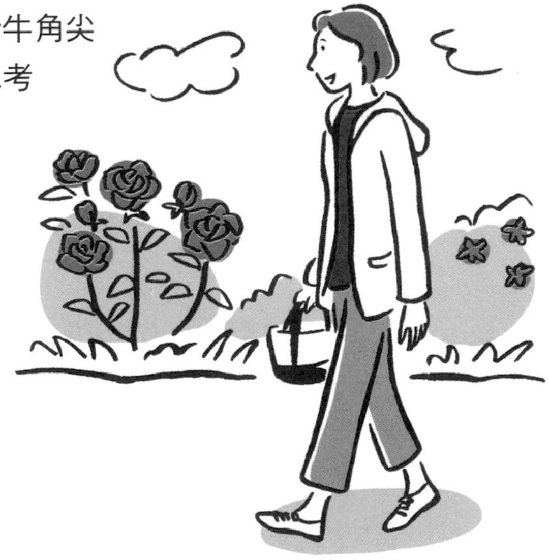

改善對策4

側躺時「左側朝下」

最容易引發逆流的時間，就是「就寢時」與「餐後2～3小時」。所以餐後3小時內，請不要躺下來。一定要躺下時，請將左側朝下。

●「左側在下」才不易逆流

左側朝下側躺，逆流情形才會減少。如果是右側在下的話，胃會高於食道，就容易發生逆流。

但是左側朝下時，身體不能拱起來，否則會壓迫到腹部。

●「左側朝下」的話，下食道括約肌的力量會增強

目前發現，左側朝下躺著時，可強化下食道括約肌的力量。右側在下的話，這種效果就不會顯現。

左側在下，可減少逆流

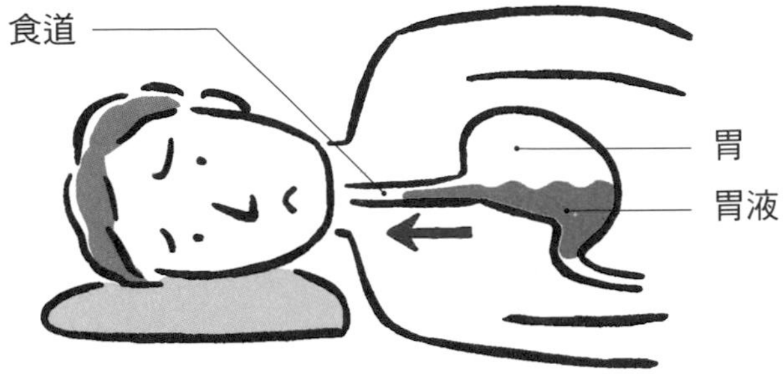

【右側朝下側躺時】

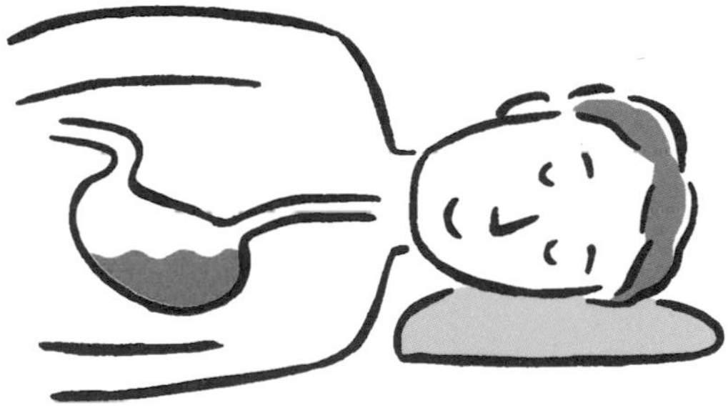

【左側朝下側躺時】

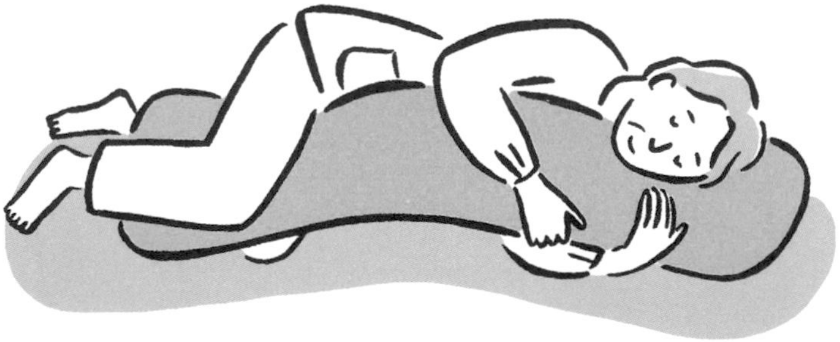

使用「抱枕」側躺，較容易入睡

改善對策5

睡覺時上半身抬高

有胃食道逆流症的人，睡覺期間容易引發逆流，因此睡眠品質通常不好。爲了防止逆流，睡覺時應將上半身抬高。而且並非靠枕頭抬高就好，必須讓上半身維持傾斜。只要能做到這點，就不容易發生逆流，得以減少食道曝露在酸液下的時間。

建議大家可以使用市售的「三角枕」（傾斜枕、側睡枕、三角靠墊），這種枕頭具有和緩的傾斜角度，上半身可以全部靠上去睡。

如果不使用市售產品，也可以將毛巾等等疊放在一起製造出傾斜角度，且**角度應維持在15度左右**。

就算你是飽受嚴重咳嗽困擾的逆流性食道炎患者，只要在服用藥物的同時，持續採取這種睡姿，即可迅速治癒咳嗽。

除了維持傾斜角度，另外再將左側朝下側躺的話，更能安心解決逆流情形。

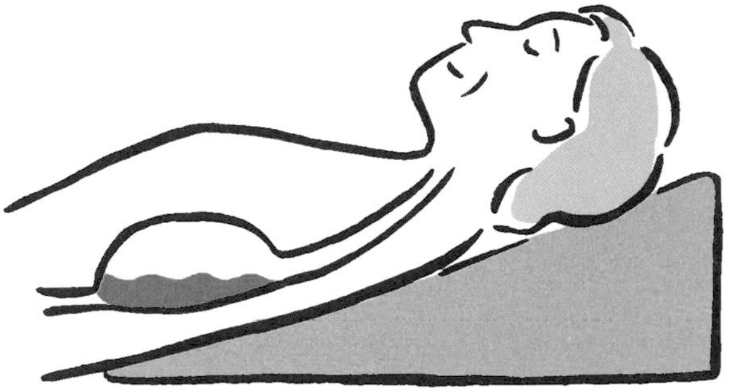

【將上半身抬高使逆流不易發生的睡姿】

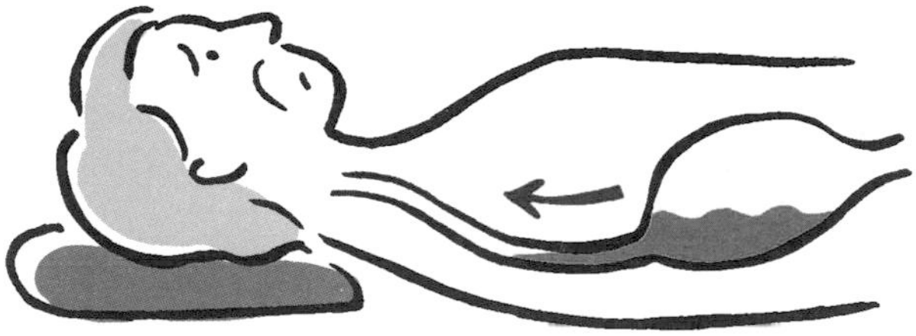

【食道會曝露在逆流酸液下的睡姿】

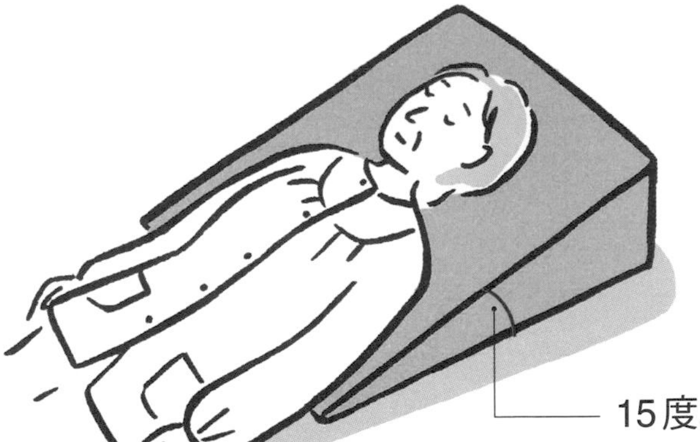

市售具傾斜角度的枕頭

改善對策6 留意飲食

從重視飲食的觀念做起

一邊工作一邊吃東西時，還有眼睛盯著電視吃東西時，你會留意到「自己正在吃東西」嗎？當大腦不認爲「自己正在吃東西」的話，很可能不會分泌出消化液。

第一步，必須檢討用餐時的觀念。因爲「隨便打發三餐」，也算是胃食道逆流症的遠因之一。

現代這個社會，愈來愈多人「吃東西時分心做其他事」、「吃東西很急」，能夠靜下心來享用餐點的機會日益減少。因爲未經充分咀嚼便吞下肚，餐後馬上活動的關係，總是會**干擾並拉長胃部消化食物的時間**。再加上用餐時間不規則的影響下，可能就是導致疾病的原因。

希望大家在吃東西時，要預留30分鐘以上的時間，慢慢享用。

吃東西時不能有壓力

一般認爲，精神上壓力太大的話，大腦會尋求刺激，進而出現「暴吃紓壓」、「大吃大喝」、「偏好甜食」、「攝取刺激性食物」這方面的傾向，因此引發胃食道逆流症的例子與日俱增。

紓解精神壓力固然非常重要，但是請不要藉由飲食內容尋求刺激來抒發壓力。尤其**辛辣食物**、**高溫食物**會對食道造成極大刺激，也會導致食道「燙傷」，對胃部造成的負擔更不容小覷。

吃太多也不好，吃東西不求「吃到飽」，告訴自己「吃八分飽」就好。

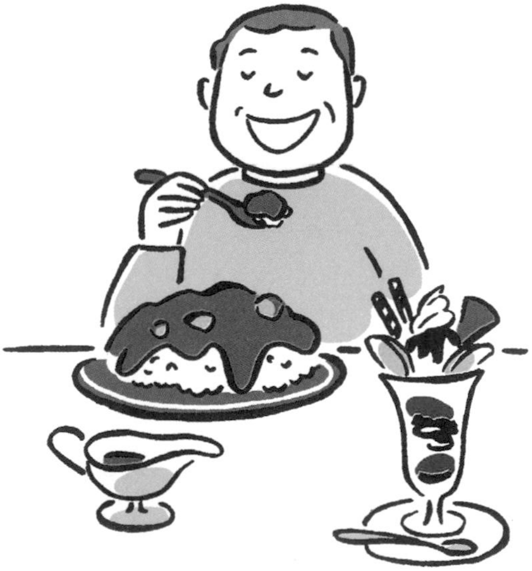

改善對策7

飲食以「好消化」為原則

記得「充分咀嚼」

除了留意「現在正在吃什麼東西」之外，吃東西的同時，也要記得充分咀嚼。

充分咀嚼之後，唾液才會分泌出來。唾液內含澱粉酶，這種酵素可幫助消化，所以**一面咀嚼，一面將唾液和食物充分混合之後，才能幫助消化**。每一口食物，最好咀嚼20次以上。

充分咀嚼之後，口中的食物體積會變小。體積愈小，在胃裡頭就不必花太多時間消化。反過來說，吞下肚的食物愈大塊，便需要大量胃液，得花一些才能消化。

食物必須在口中充分咀嚼，與唾液混合後促進消化，順利通過食道，經胃部完全消化後，才會送抵腸道。隨便打發三餐的話，便無法在體內確實進行這段過程，因此不只是胃食道逆流症，還會引發各式各樣的疾病。

而且，**未經充分咀嚼就吃下肚，還會吞進大量空氣**，因此容易打嗝。打嗝時，下食道括約肌會鬆弛，容易引發逆流。

睡前不吃東西

用餐後，下食道括約肌容易出現暫時鬆弛的現象，當胃部吃進許多食物之後，也容易引發逆流。這時候只要一躺下來，將進一步妨礙消化，除了會促使逆流現象發生之外，還會導致「胃脹」。所以**吃完東西後，要避免馬上躺下來**。

體內的「消化液」，通常會每天按表操課。**消化液會大量分泌，腸道會動起來運用這些消化液的時間，是在中午的時候**。晚上如果大吃大喝，腸胃便無法休息，所以**睡前 3～4 小時，應該結束進食**。只要能做到這點，胃酸的分泌量將會天差地別。

改善對策8

控制鹽分、糖分、膽固醇的攝取

「鹽分」與胃食道逆流症竟然有關

鹽分攝取過多，會導致生活習慣病，所以大家都知道「控制鹽分攝取」非常重要。但是除此之外，鹽分也和胃食道逆流症息息相關。

鹽分一多，食物從胃部排出的時間就會拉長。也就是說，**食物停滯在胃裡的時間會增加**，胃酸便會因此大量分泌出來。

不僅如此，鹽分一多，胰液及膽汁的分泌量也會增加，還會出現十二指腸液逆流現象變多的傾向。

● 鹽和砂糖都很危險！

鹽分多的話，接觸食道黏膜的液體滲透壓就會升高。滲透壓上升的話，食道會受到刺激，出現胸口灼熱等症狀。

會使滲透壓升高的糖分也是相同道理，所以要小心控制鹽分及糖分的攝取。

LDL膽固醇與食道裂孔疝氣的關係

目前已知，同時有「逆流性食道炎」和「食道裂孔疝氣」▲第54頁的人，「LDL膽固醇指數高」、「身材肥胖」、「有脂肪肝」的比例較高。因此罹患胃食道逆流症且合併食道裂孔疝氣的人，請留意LDL膽固醇指數不能太高。

想要降低LDL膽固醇指數，應盡量避免吃動物性脂肪，另外，膽固醇高的蛋及魚卵等食物，也不能攝取過多。

身材肥胖的人，須減輕體重，並減少吃宵夜、睡前吃東西、飲酒過量的情形。

攝取好消化的食物，擺脫身體負擔！

加上白蘿蔔泥或山藥一起吃

每天的飲食習慣最重要。
透過飲食，就能避免症狀出現。
首要之務，須將焦點放在最關鍵的「消化」上。

POINT

- 借助消化酵素的力量
- 白蘿蔔泥是老祖宗的智慧
- 「山藥」是山芋的別名

「好消化」與「促進消化」的食物

「好消化」是指停留在胃裡的時間短，會很快進入腸道。這段時間會因食物而異。

以營養素分類的話，消化時間由短至長依序爲「碳水化合物→蛋白質→脂肪」。

不過，體積大小也有關係。體積大的肉塊很難消化，相較之下，肉片的消化速度會比較快。

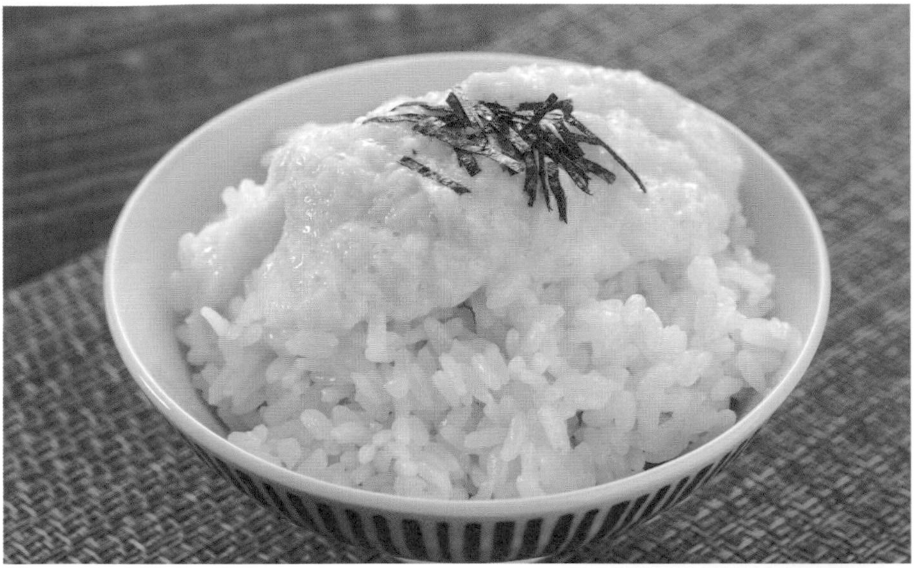

【山藥】

磨成泥或是切碎後食用，還可以搭配少許柴魚片或醬油享用。品嚐時記得要充分咀嚼。

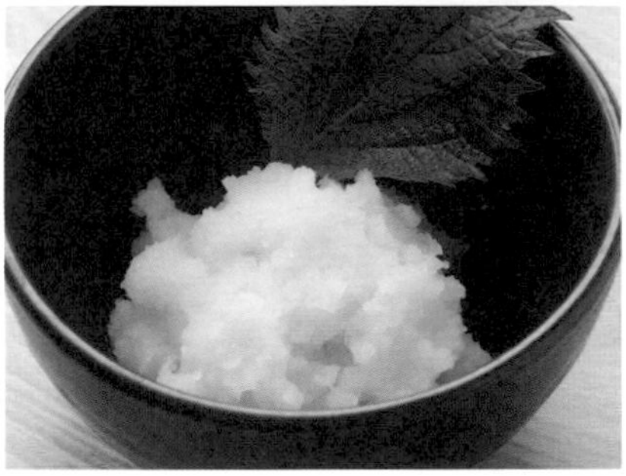

【白蘿蔔】

可變化成白蘿蔔泥或白蘿蔔沙拉等料理。當作生魚片的配菜時，也請全部吃光光。

事實上，不同的烹調方式，消化時間也會出現差異。簡單來說，消化速度由快至慢依序爲「生食→燉煮→清蒸→燒烤→油炸」。

若想減輕胃食道逆流症的症狀，基本上要利用好消化的烹調方式，攝取好消化的食物。雖說如此，有時很難達到如此理想的境界。因此，要和內含「消化酵素」的食物一同攝取，這種食物就是所謂的天然消化劑。

白蘿蔔和山藥都是理想的天然消化劑食材，這兩種食物都含有大量碳水化合物、蛋白質、脂肪的消化酵素。

雖然加熱過後再食用也無妨，不過還是推薦大家生吃，這樣名爲「澱粉酶」的消化酵素才不會被破壞。

請多攝取這兩種食物，大幅減輕胃部的負擔。

靠黏稠食物及乳製品守護食道

黏液成分「蛋白聚糖」最有效

「黏液」是另一個關鍵重點。
可以發揮守護食道黏膜的重要功能。
這部分同樣能利用隨手可得的食物加以補充。

POINT

- 守護黏膜的黏液至關重要
- 黏稠食物可製造出黏液
- 早上喝杯乳製品讓你有個美好的開始

黏液成分可療癒發炎的黏膜

胃液分泌出來之後，同時也會出現大量胃酸，而胃酸正是導致不適症狀的原因，不過胃液本身在幫助消化上卻相當重要，此外還內含保護胃部的黏液。

只不過，單單只有胃酸增強，黏液卻沒有分泌出來的話，胃壁經酸液溶解後，有時便會引發劇烈疼痛。

爲了預防這種情形，要多吃可生成

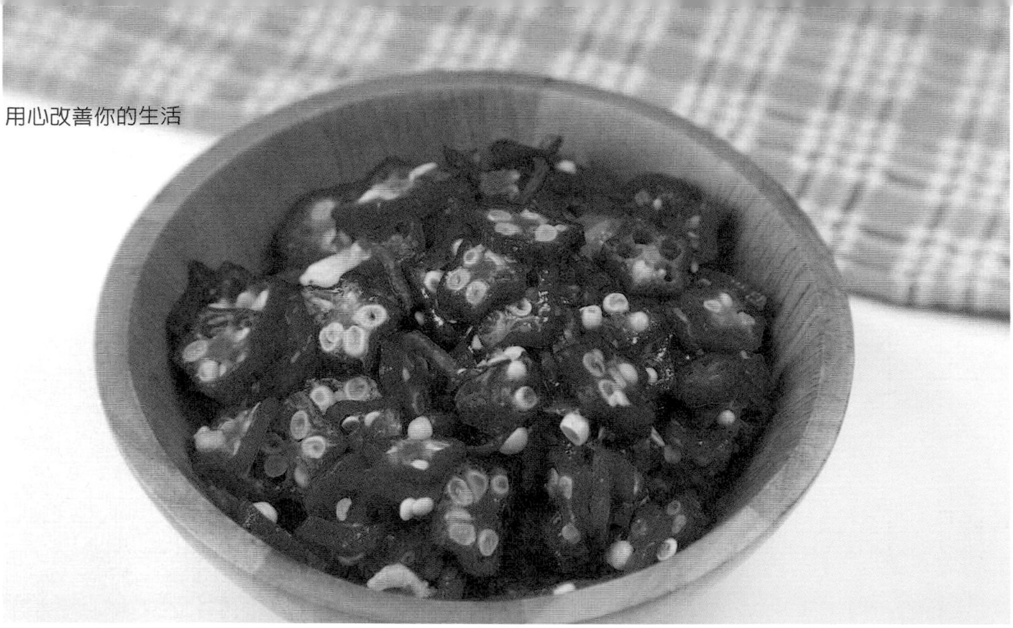

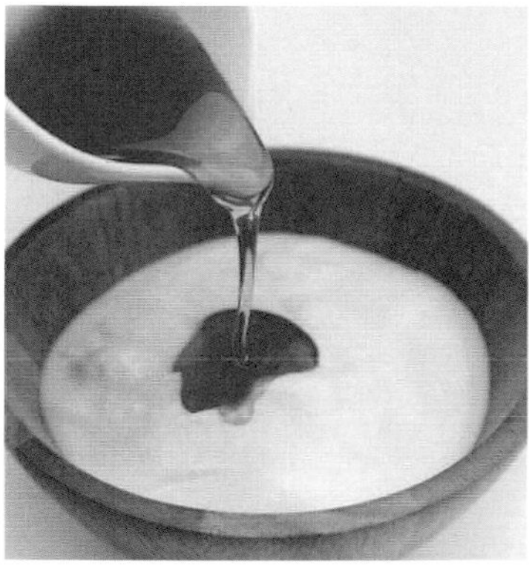

【黏稠食物】

秋葵、小芋頭、蓮藕、埃及國王菜等等。
山藥也是極具代表性的黏稠食物。

【乳製品】

尤其推薦大家吃 LG21 乳酸菌的優格。起司應選擇無酸味，且鹽分及油脂含量較少的茅屋起司（Cottage cheese）。

黏液的食物。

建議大家吃多醣類與蛋白質結合而成的物質，也就是「蛋白聚糖」，而最具代表性的食物，就是「黏稠食物」。尤其在胃部不適的時候，應主動攝取這類食物製造出黏液，好好守護你的胃。

具有相同作用的食物，還有牛奶以及優格這類「乳製品」。乳製品會形成一層膜來守護黏膜，防止因胃酸造成噁心想吐等情形。此外，蛋白質與酸液凝固後，即可防止逆流。

早上起床時，胃酸會大量分泌，因此請嘗試在早餐中加上牛奶及優格。

吃溫熱食物促進血液循環

重點在於改善腹部虛寒

想讓胃部正常運作，重點在於改善血液循環。最簡單的作法，就是吃些溫熱食物。只要注意這個原則，胃部就能順利運作。

POINT

- 少量攝取60℃的溫開水
- 食用不易冷卻的料理
- 高溫會造成刺激，須多加小心

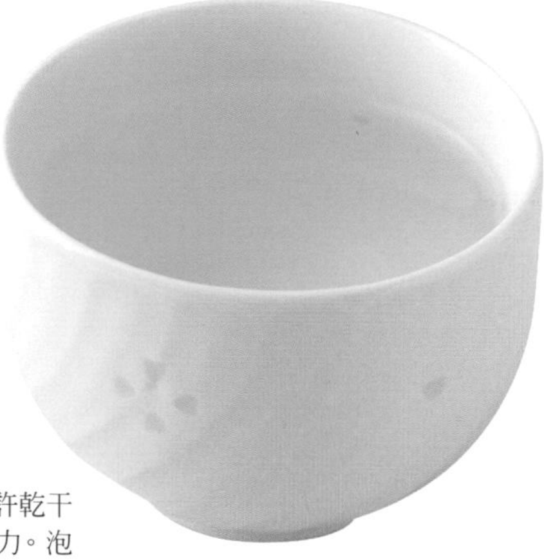

【溫開水】

60℃的溫開水。加入少許乾干貝（貝柱）還能緩解壓力。泡成葛湯（編註：用葛粉沖泡的湯）來喝，不但不容易冷卻，還可發揮黏稠的效果。

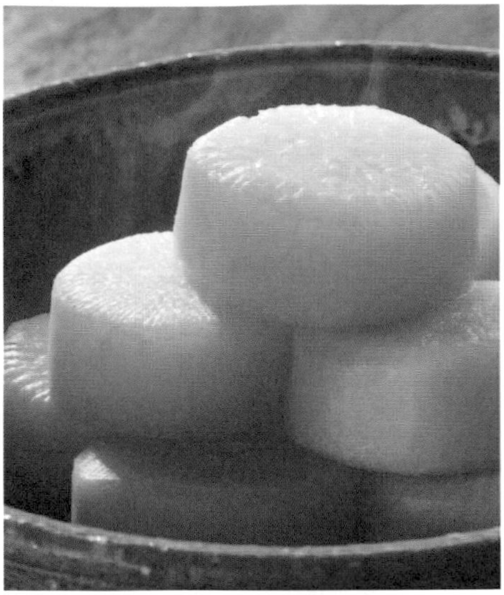

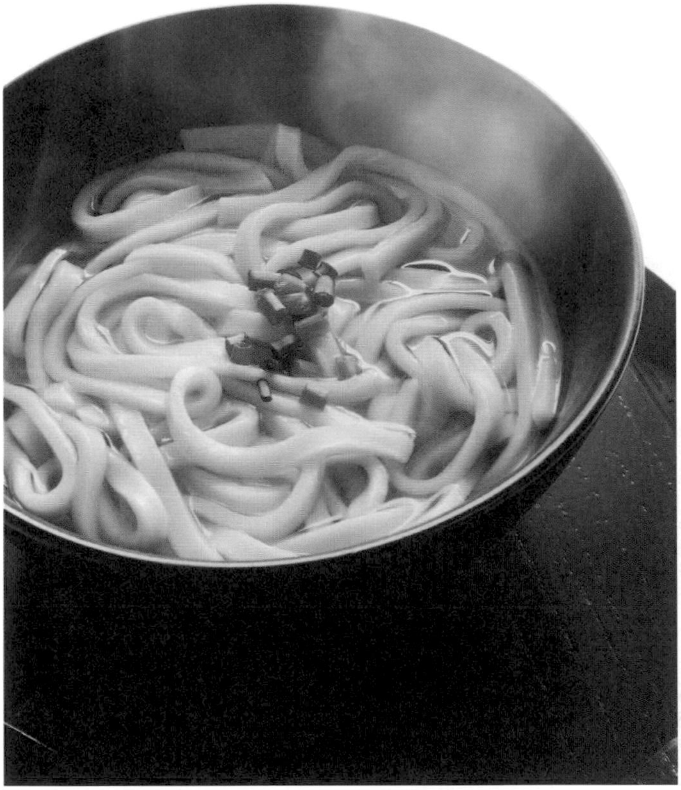

【不易冷卻的料理】

關東煮或「風呂吹蘿蔔」（譯註：白蘿蔔煮熟或蒸熟後，淋上味噌醬享用的日本料理）的食材體積較大，因此可維持溫度。爽口的烏龍麵也能溫熱身體。

吃熱呼呼的料理，讓血液集中在胃部

胃食道逆流症的患者，血液循環可能不太好。若在有壓力的狀況下，血液也不容易流到消化系統，這樣一來，消化就會不順暢。因此，最好吃些溫熱料理或飲品，讓體溫上升，改善血液循環。

最簡單的作法，就是喝溫開水。但是溫度過高會造成刺激，因此以60℃左右、微溫的溫開水最爲理想。餐前少量飲用一些溫開水，胃部就會開始動起來。

不容易冷卻的料理，也會有同樣的效果。

需要積極攝取的食物

透過食物緩解症狀

除了有助消化的白蘿蔔及山藥，能守護胃部黏膜的黏稠食物及乳製品以外，還有許多對胃食道逆流症相當有益的食物。

◎ 保護胃部黏膜的 維生素U

高麗菜中內含的維生素U，可保護黏膜，公認具有抗氧化作用，能治療潰瘍。早上可以攝取這類蔬菜，或打成果菜汁來喝，發炎部位即可獲得修復。

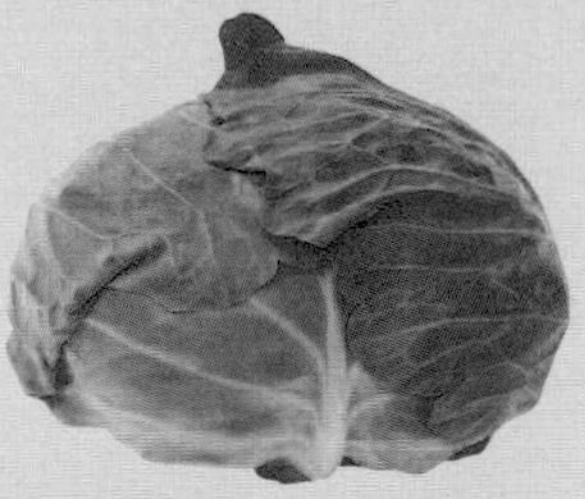

【高麗菜】

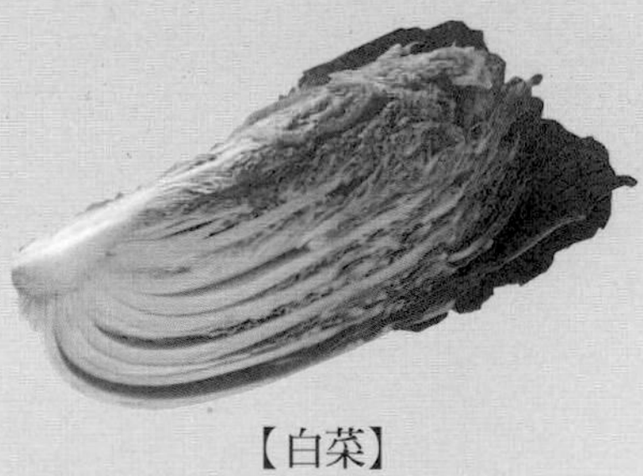

【白菜】

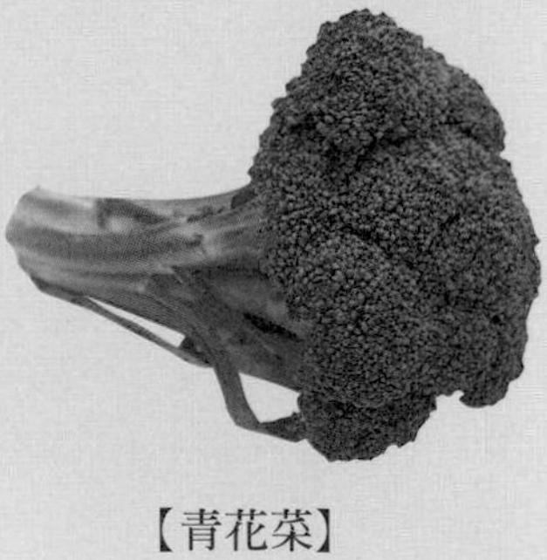

【青花菜】

守護胃壁的
果膠

果膠也能有效守護胃壁。尤其蘋果除了內含果膠之外，還含有多酚，不但能發揮抗氧化作用，同時還可抑制胃酸分泌。

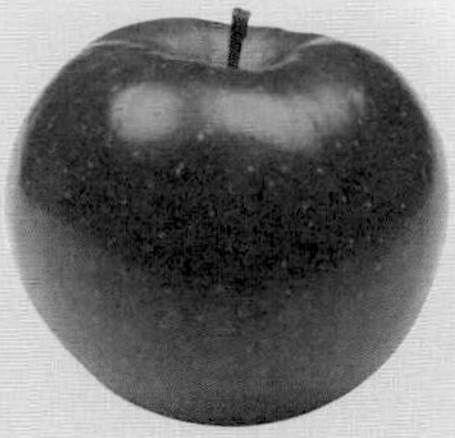

【蘋果】

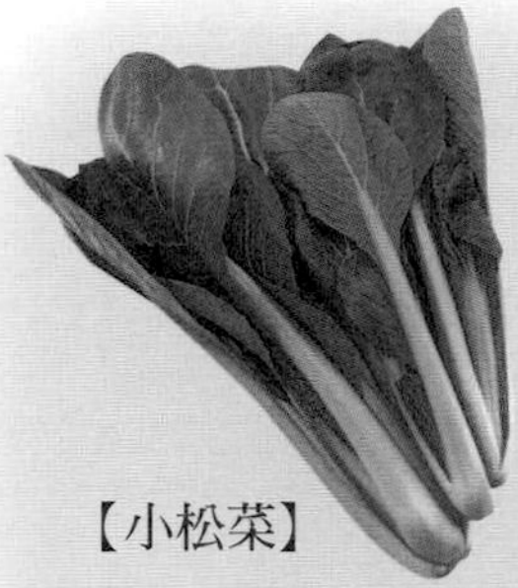

【小松菜】

抑制細胞發炎的
胡蘿蔔素

內含的維生素A可用來製造細胞膜，還具有抗氧化作用，因此能抑制細胞發炎。

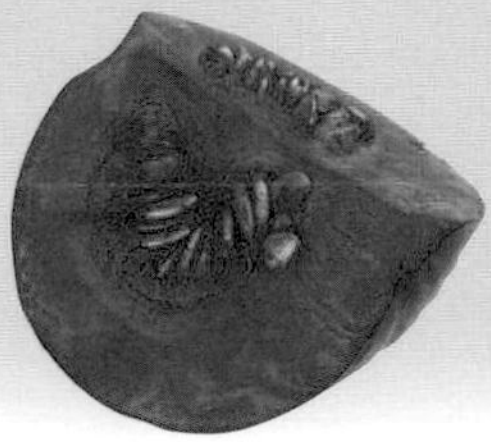

【南瓜】

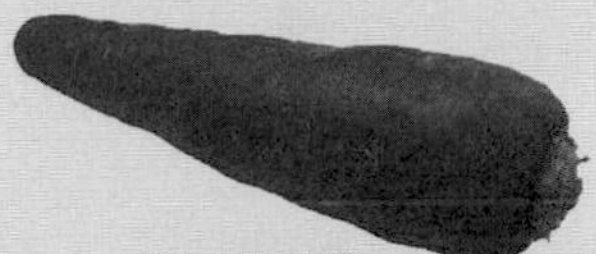

【紅蘿蔔】

◎加速治癒的
鋅

大量攝取消化蛋白質時不可或缺的鋅，有助於加速治癒。諸如螃蟹、牛肉（使用少量無脂肪的部位）等食材，可利用好消化的方式料理，例如清蒸、燉煮、使用碎肉或絞肉等方式加以攝取。

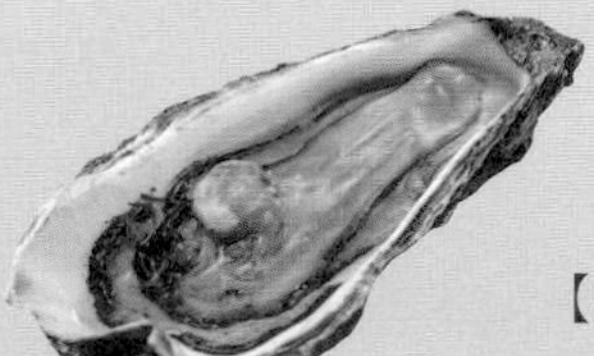

【牡蠣】

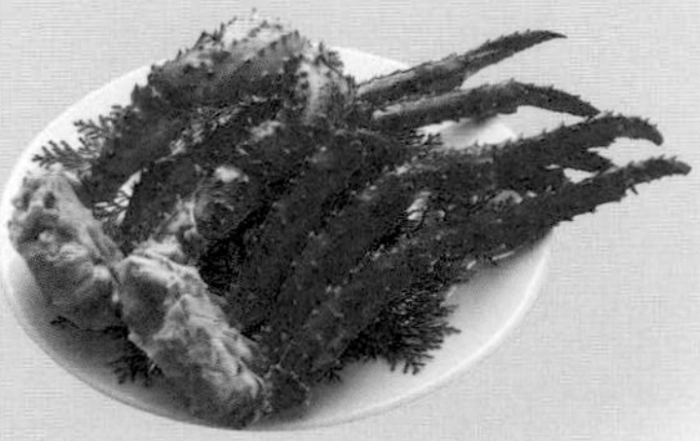

【螃蟹】

變成黏稠狀態的
碳水化合物

澱粉質含量多的食材，加水煮熟後，就會呈現黏稠狀態。煮成粥之後的米，對於保護黏膜相當有幫助。馬鈴薯加以燉煮，或是充分煮熟後壓成泥，都能有效保護黏膜。冬粉也請好好煮軟後再吃。

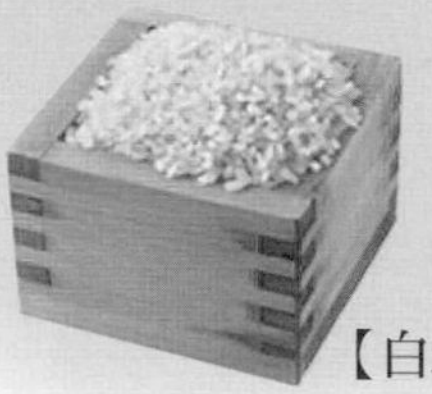
【白米】

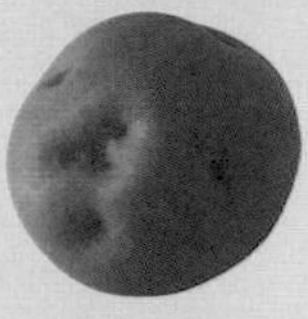
【馬鈴薯】

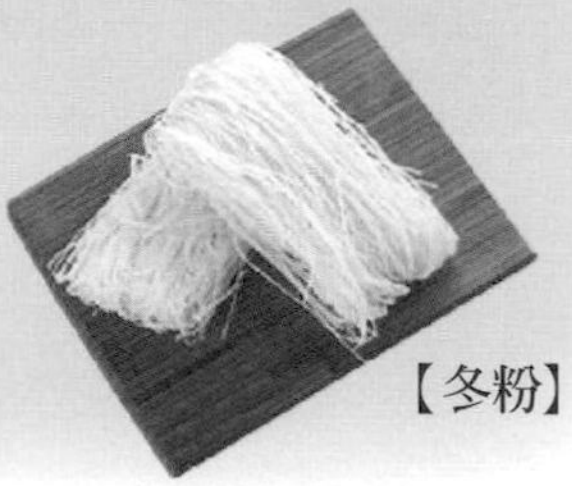
【冬粉】

脂肪含量少的
肉類、魚類

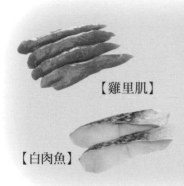

【雞里肌】

【白肉魚】

肉類建議吃些刺激性低且脂肪含量少的雞里肌。其他肉類最好選擇低脂部位的絞肉或肉片，才不會妨礙消化。魚類以白肉魚等，也就是脂肪含量少的爲宜。用燉煮或清蒸的方式料理最安心。

低脂的
其他蛋白質

大豆製品當中，豆腐不但有益消化，又不會對胃部造成刺激。請做成燉煮料理、湯豆腐、湯品或涼拌豆腐泥，好好享用。蛋則是在半熟狀態下消化速度最快。

其實吉利丁也是以膠原蛋白製成的蛋白質，目前已知食用後醣蛋白會增加，有助於細胞增殖。建議可利用牛奶或優格等乳製品，製成果凍等食品加以攝取。

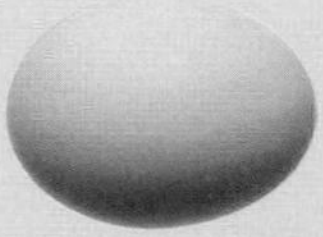
【蛋】

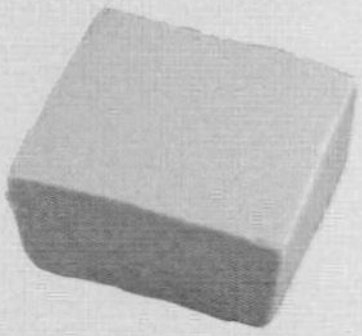
【豆腐】

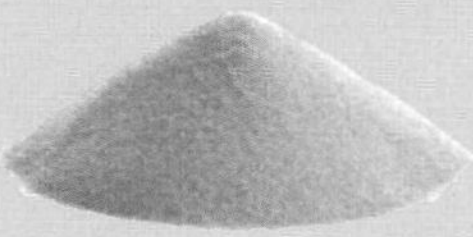
【吉利丁】

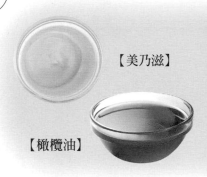

【美乃滋】

【橄欖油】

無刺激性的 脂質

脂質的部分必須多加留意，像是橄欖油等刺激性低的脂肪，以及容易消化的乳化脂肪（奶油、鮮奶油、美乃滋），少量攝取皆無妨。

用作腸胃藥的 辛香料、藥草

刺激性強烈的辛香料及藥草，理應能免則免，但是當中有些食材卻相當有益。例如肉桂、茴香、丁香、百里香，就經常被用來作爲腸胃藥。另外，山椒對打嗝、胸口灼熱很有幫助，還可食用名爲「切山椒」的日式糕點。

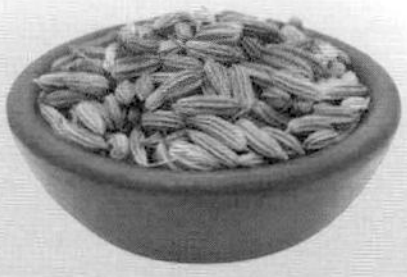

【茴香】

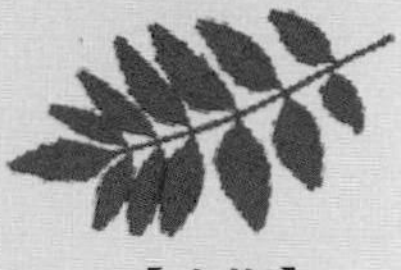

【山椒】

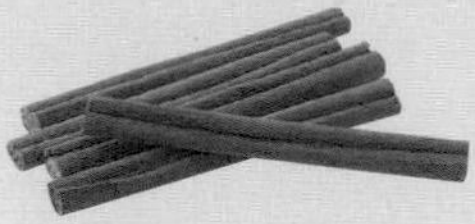

【肉桂】

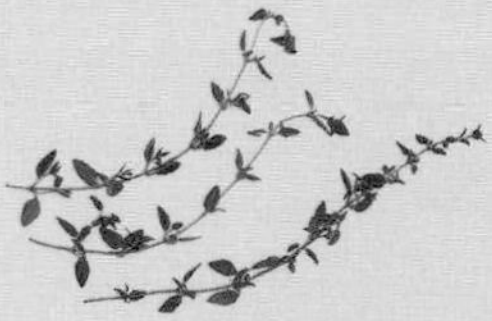

【百里香】

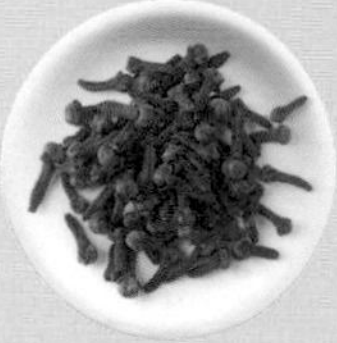

【丁香】

COLUMN

梅干是好東西還是壞東西？

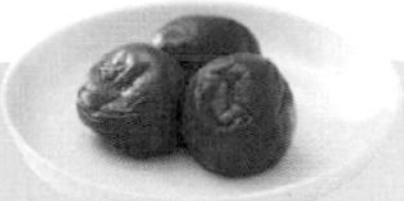

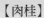

基本上應避免食用會增加胃液酸度的食物，但是單純酸性強的食物，也不是不能吃。因為酸性食物進入體內之後，有時會轉變成鹼性食物。

例如鹽分含量極高的食材，最具代表性的就屬「梅干」。梅干具有很強的酸性，但是鈉的含量多，因此在體內會轉變成鹼性。雖然必須留意鹽分攝取過多的問題，不過一顆鹽分13%的梅干（去籽後重約15克左右），內含鹽分僅有2克而已。

吃起來很酸的梅干，乍看之下似乎吃不得，卻是對胃食道逆流症相當有效的食材之一。

必須多加留意的食物

了解什麼才是導致惡化的元凶

症狀顯現的方式因人而異。吃少量就會出現症狀的話，應避免食用，不會出現症狀的人，可試著挑早一點的時間，充分咀嚼後品嚐看看。

✕ 脂肪多的 肉類、魚類

攝取脂肪含量多的飲食之後，下食道括約肌會鬆弛，胃酸會增加。這是因爲與其他營養素相較之下，脂肪更不容易被消化。此外，除了在胃部之外，停滯在十二指腸以及小腸的時間也較長，所以不只需要胃液，還必須分泌出胰液及膽汁等消化液，對消化道造成相當大的負擔。

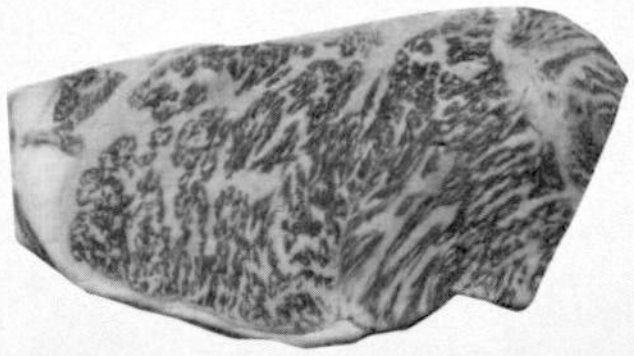

【霜降肉】

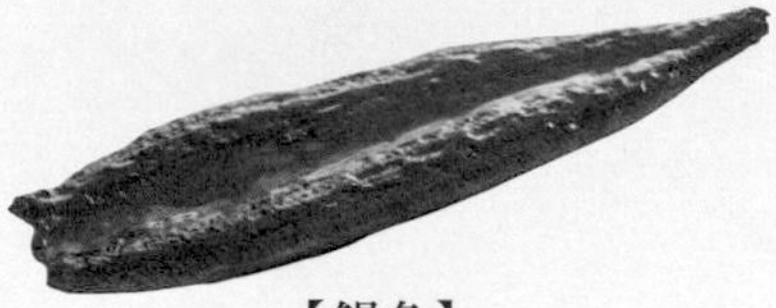

【鰻魚】

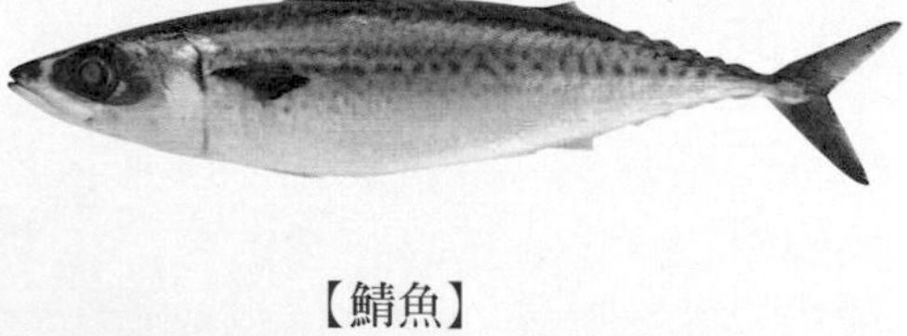

【鯖魚】

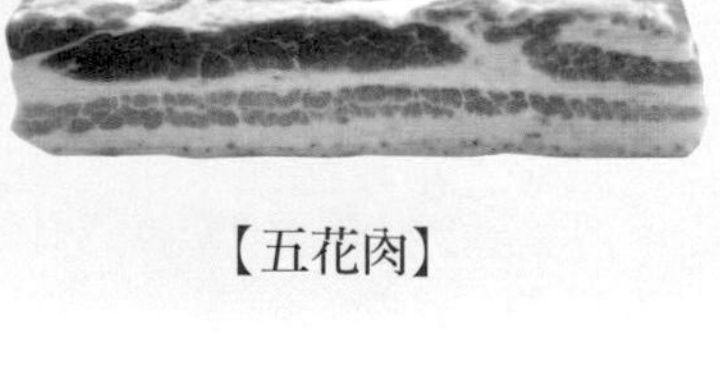

【五花肉】

✕ 纖維多的
穀類、蔬菜

食物纖維多的食物，消化時很花時間，在腸胃停滯的時間也會拉長。但是，只要減少攝取量或是煮軟一點，善用烹調手法就可以食用。

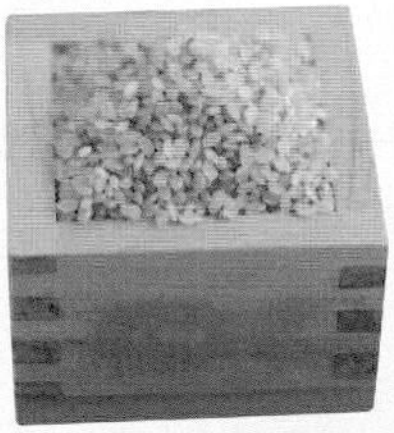

【糙米】

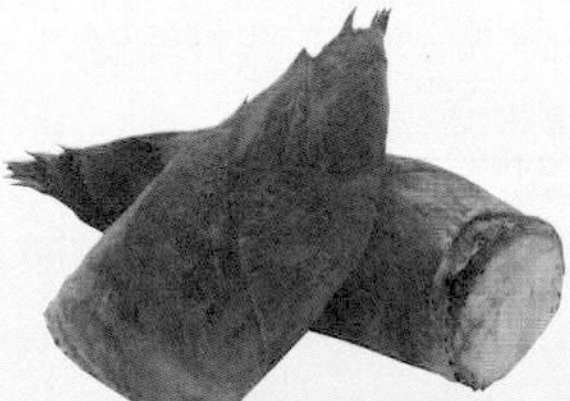

【竹筍】

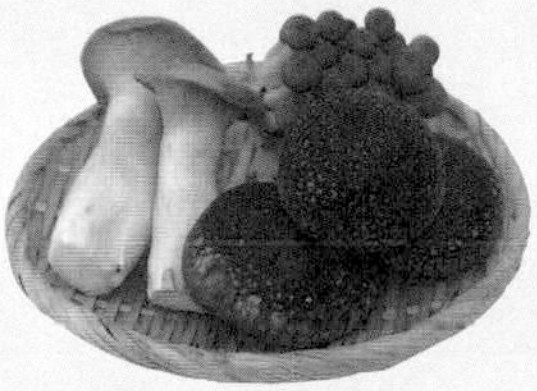

【菇類】

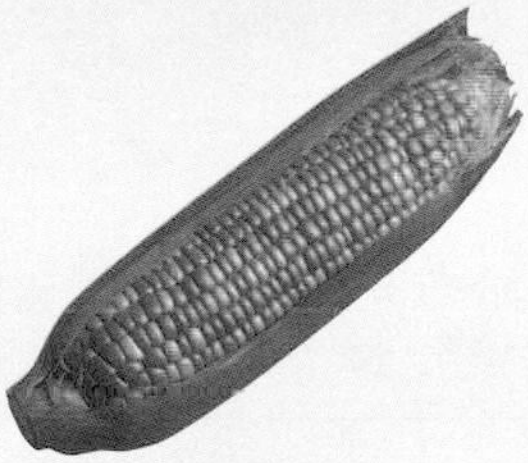

【玉米】

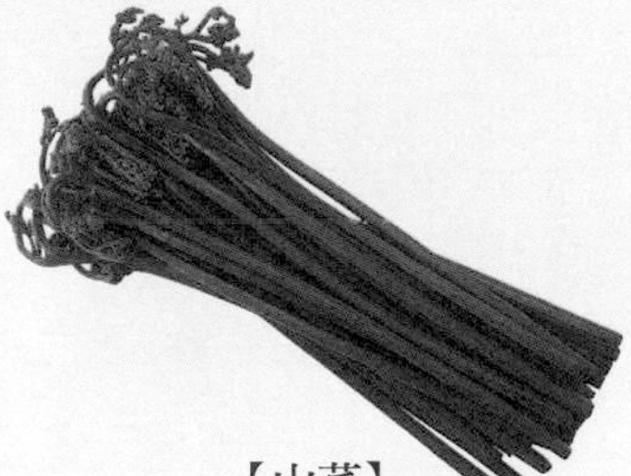

【山菜】

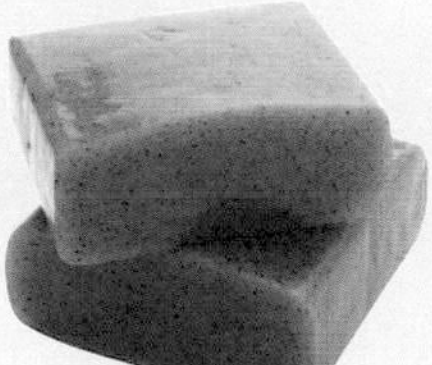

【蒟蒻】

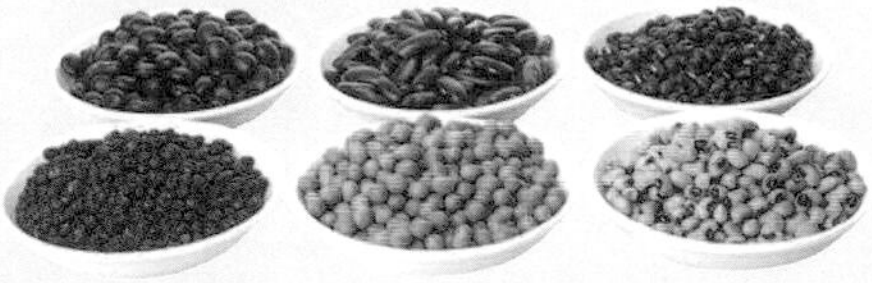

【堅硬的豆類】

刺激性高的
辛香料、香味蔬菜

辣椒、芥末這類刺激性食物，會促進胃酸分泌。這些有獨特香味的蔬菜，只要煮熟後就沒問題。

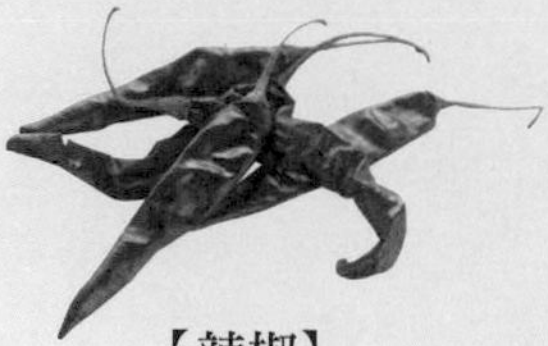

【辣椒】

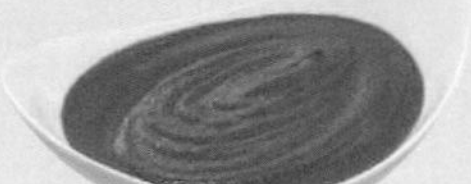

【芥末】

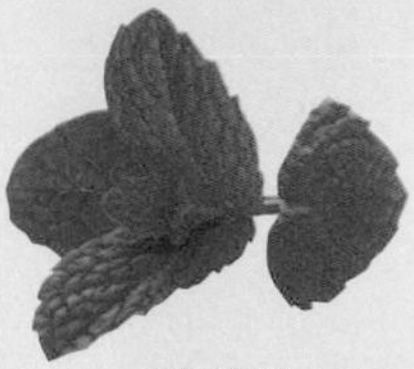

【薄荷】

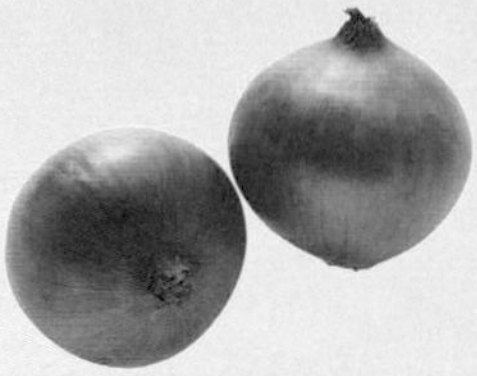

【洋蔥（新鮮的）】

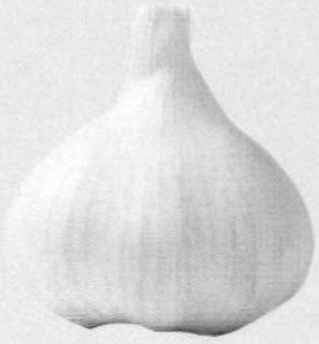

【蒜頭（新鮮的）】

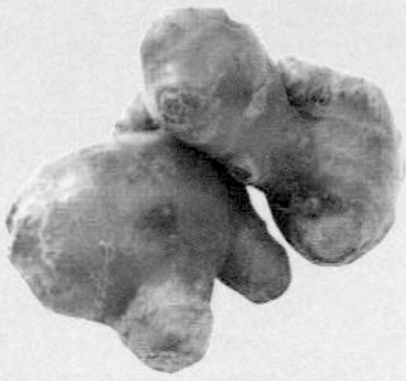

【生薑（新鮮的）】

酸度高的
果實、蔬菜、醋

酸度高的食物，會使胃液過度分泌。

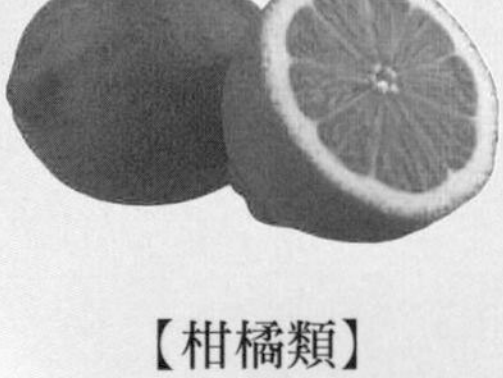

【柑橘類】

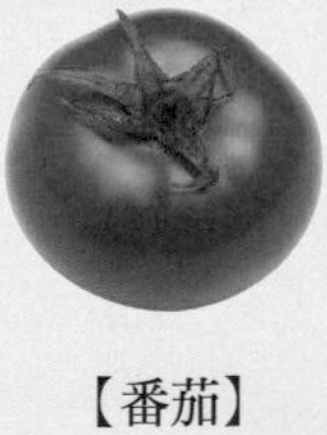

【番茄】

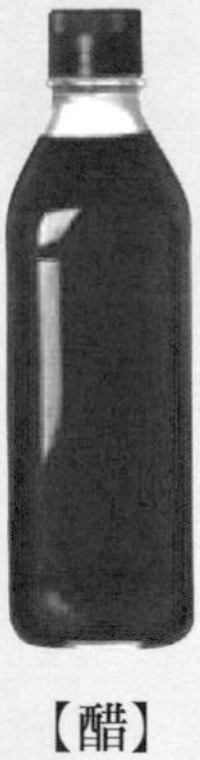

【醋】

會變硬的
海鮮類

章魚、墨魚、貝類等烹煮後會變硬的食物、沒有完全嚼碎便吞下肚的食物，消化時很花時間，會促使胃液分泌。

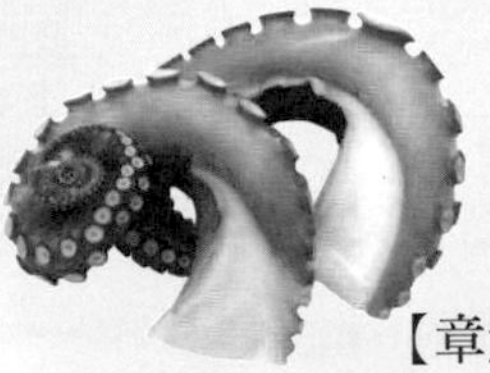

【章魚】

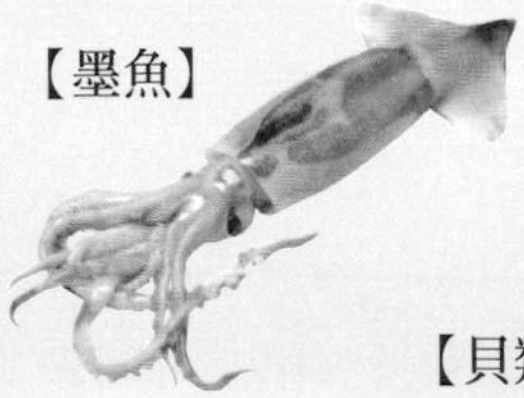

【墨魚】

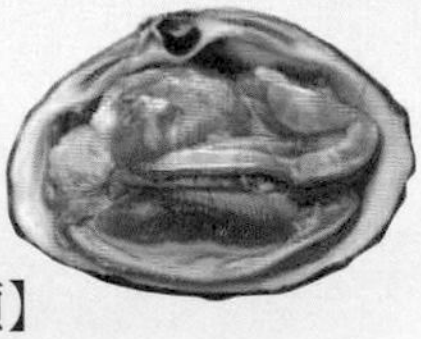

【貝類】

過甜的
甜點

過甜的甜點，會對胃部造成刺激。尤其巧克力的油脂也很多，滯留在胃裡的時間很長。使用了紅豆餡的和菓子也是糖分很多，會讓滲透壓容易升高，應避免食用。

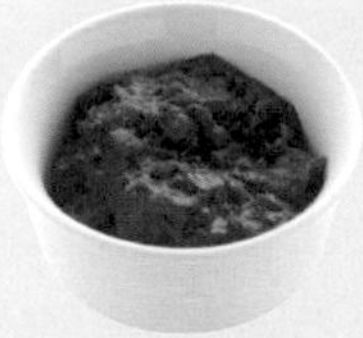

【紅豆餡】

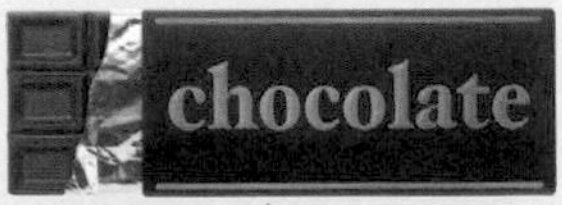

【巧克力】

COLUMN

咖哩可以吃嗎？

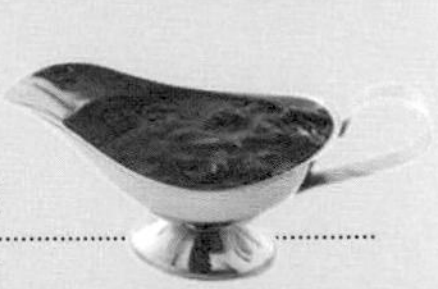

咖哩的刺激性較強，因此你可能聽過「吃咖哩飯不好」這樣的說法。但是應該避免的其實是辣椒，只要是吃「甜口味」而非「辣口味」的咖哩，便不成問題。甚至咖哩有時還會加入對腸胃有益的辛香料。

加進咖哩裡的洋蔥，生吃容易造成發炎，但是加熱後會變成糖，有助於調整體質。蒜頭以及生薑若生吃的確有礙胃部，不過煮熟後就沒有影響了。

大力推薦&小心防範的飲料

溫度也很重要，不能太熱也不能太冷

以下介紹能有效緩解症狀的飲料，以及能免則免的飲料。

◎ 守護黏膜的 牛奶

屬於不易刺激腸胃黏膜，已經乳化的脂肪，還內含維生素U。遇到身體狀況不佳、胸口灼熱時，請嘗試看看。外食前喝些牛奶會更加安心。

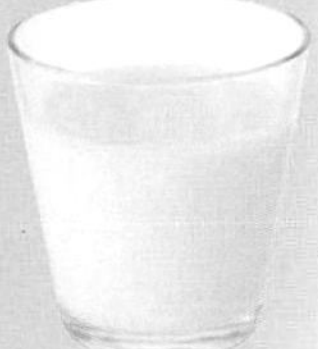

【牛奶】

◎ 內含消化酵素的 甘麴

麴一般都含有可消化大部分食物的分解酵素，因此也有助於消化澱粉及脂肪。只不過並非料理當中使用的鹽麴，請改用甘麴。例如製成甘酒或將甘麴加進牛奶裡飲用，症狀就會有所減輕。建議使用生麴，而非乾燥的麴。

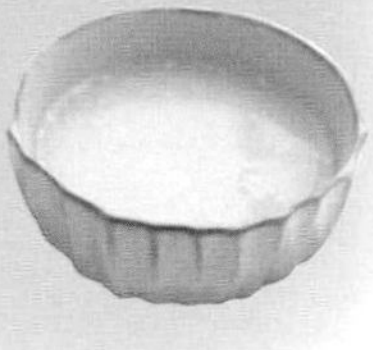

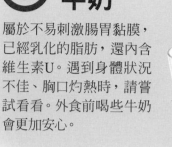

【甘酒】

◎ 不含咖啡因的 花草茶

花茶草的種類百百種，胃藥中也會使用到的茴香，泡成花草茶後，對於打嗝時很有幫助。也推薦大家喝南非國寶茶來取代紅茶。

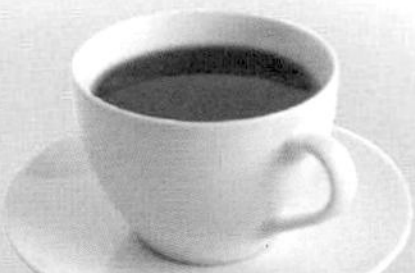

【南非國寶茶】

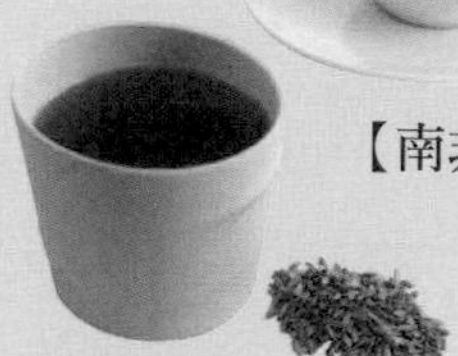

【茴香花草茶】

導致腹脹的
碳酸飲料

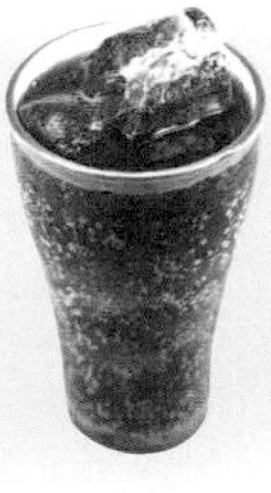

會使人經常打嗝，因而容易引發逆流，也會讓人感到腹脹，在餐後覺得不適。

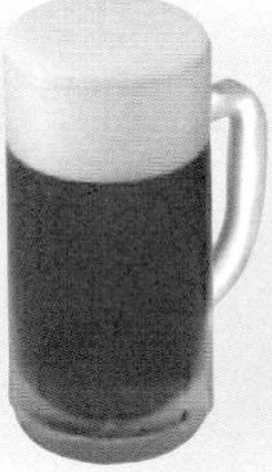

刺激食道的
酒精

酒精會拉長食道曝露在酸液下的時間，導致症狀惡化。還會對黏膜造成刺激，也會使血管擴張等等，帶來不良影響。

促使胃液分泌的
咖啡因

會對胃部造成刺激，促進胃液分泌。除了咖啡之外，紅茶以及提神飲料也含有咖啡因，請多加留意。

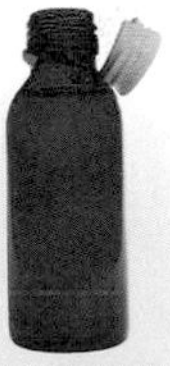

【提神飲料】

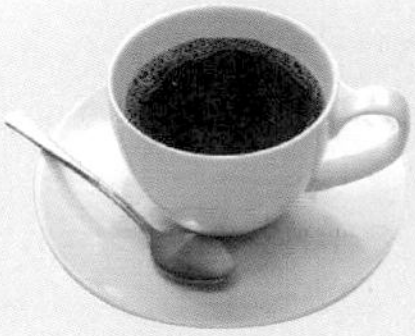

【咖啡】

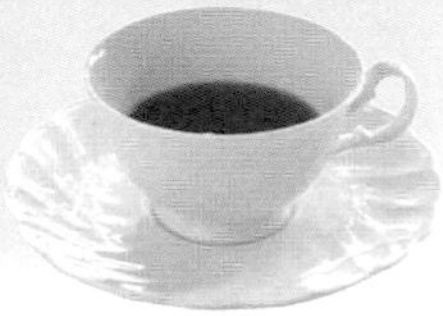

【紅茶】

COLUMN

早上可以喝柳橙汁嗎？

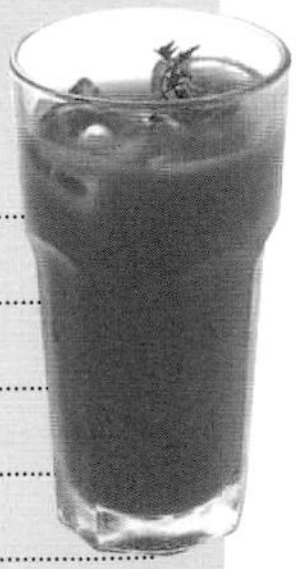

空腹時胃液也會分泌，在這種時候如果喝下酸酸的果汁，就會引發逆流。尤其胃酸過多的人，一旦呈現低血糖的狀態，有時就會分泌出胃酸。這類型的人在早上起床時，胃酸會大量分泌，因此請避免食用柑橘類。飲用柳橙汁等飲品的話，恐怕會有嘔吐之虞。

除了剛睡醒時，沒吃任何東西會胸口灼熱的狀況以外，最好都不要攝取柑橘類。

有益消化、妨礙消化的烹調方式

「煮的比烤的好」、「鹽比味噌理想」

烹調方式不同，食物停留在胃部的時間也會有所不同。馬上來看看鯛魚與蛋的例子吧！

鯛魚

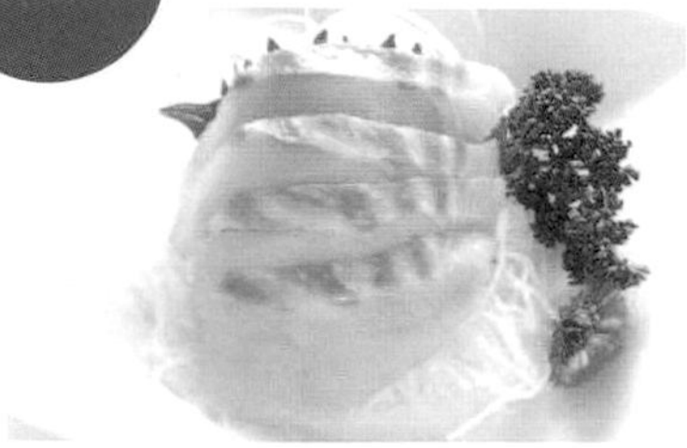

【生魚片】2 小時 45 分鐘

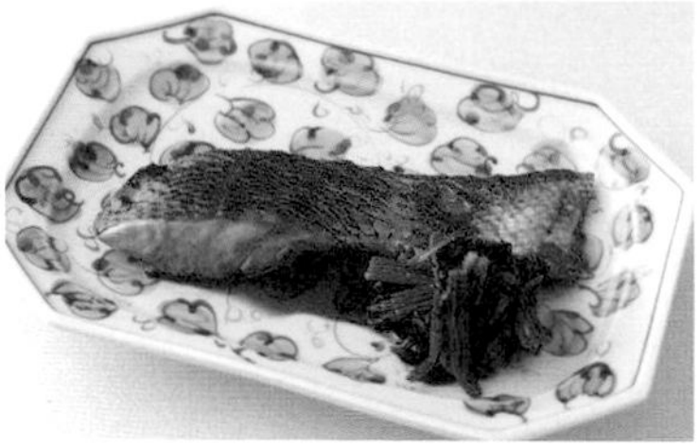

【紅燒】3 小時

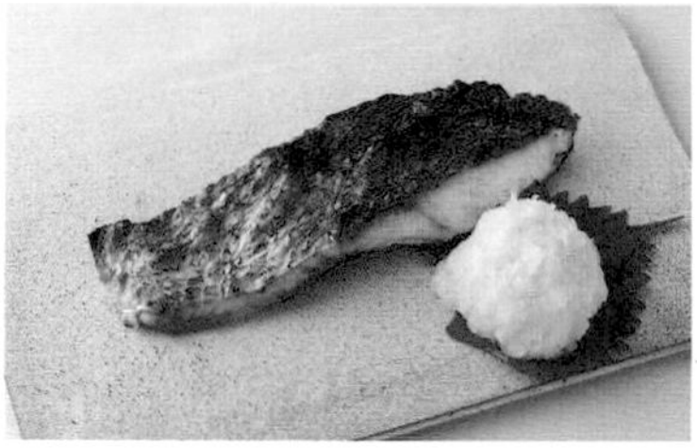

【鹽烤】3 小時 15 分鐘

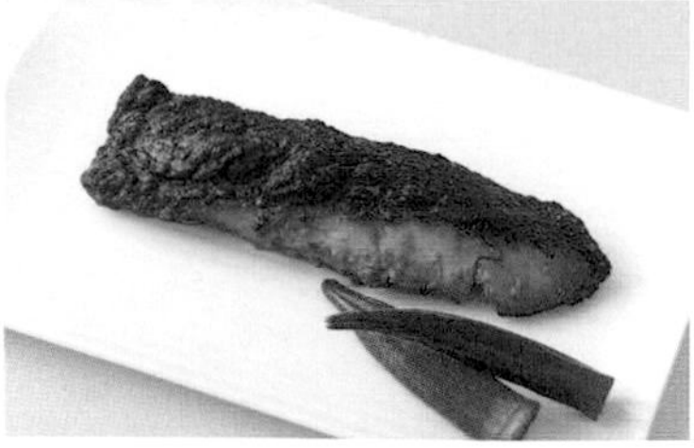

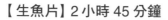

【味噌燒烤】3 小時 30 分鐘

滯留在胃部的時間（100 克）

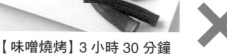

蛋

入水煮
6分鐘左右

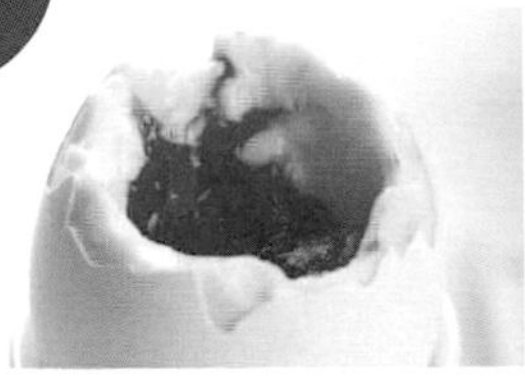

【半熟蛋】1 小時 15 分鐘

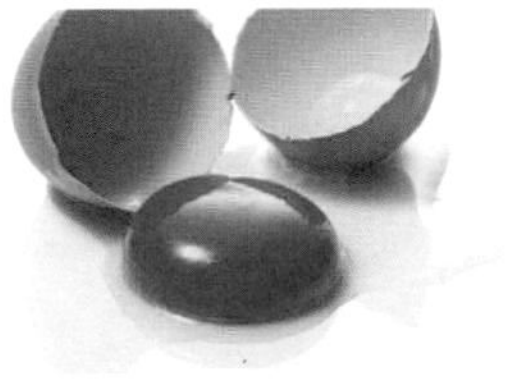

【生蛋】2 小時 30 分鐘

煮至半熟與全熟的蛋，消化所需的時間竟然差這麼多！

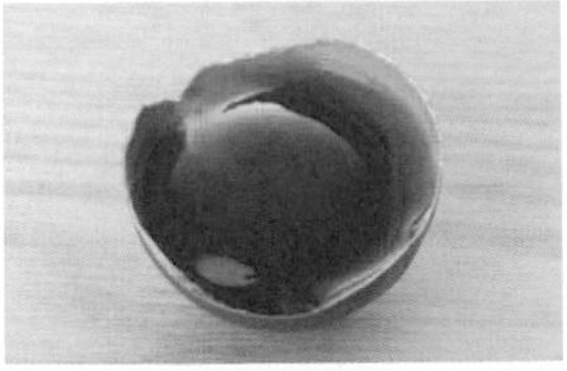

【蛋黃】2 小時 45 分鐘

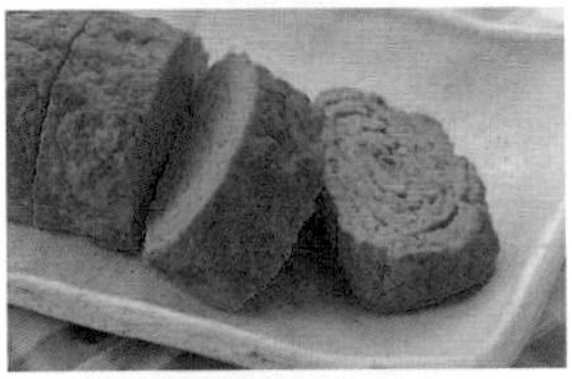

【玉子燒】3 小時

入水煮
10分鐘左右

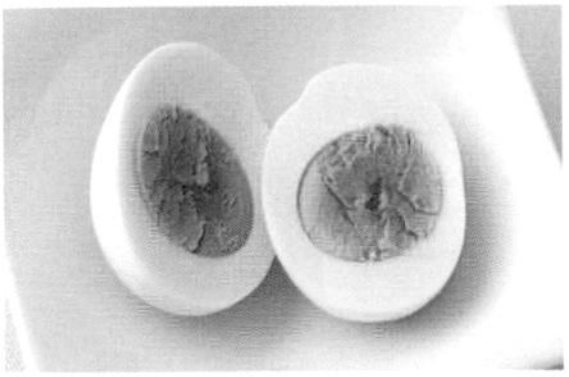

【全熟蛋】3 小時 15 分鐘

◎ ↕ ✕

滯留在胃部的時間（100 克）

※ 資料來源：湯川玄洋：日本消化系統學會雜誌，1962

聰明選擇外食菜色

餐廳菜色不乏有益料理

不同類型的料理該注意哪些重點，趕快來看看。

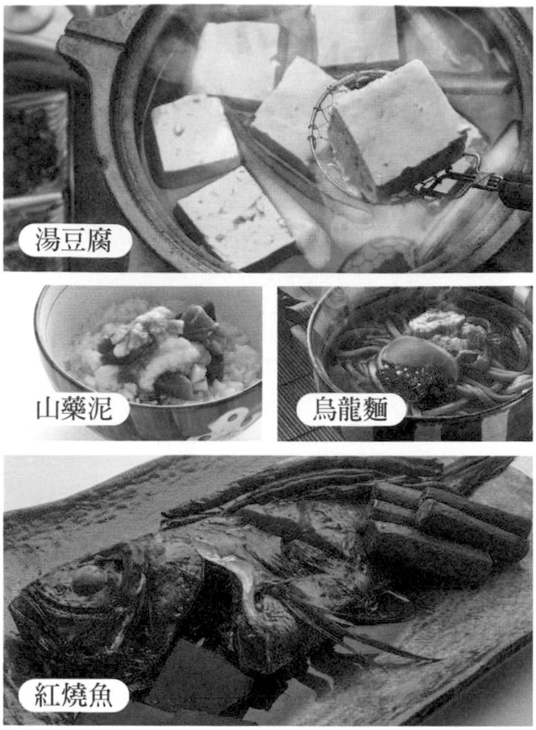

日式料理

山藥泥及白蘿蔔泥，是消化劑的替代品

在菜單上有看到磨碎的山藥或白蘿蔔泥，請和料理一同享用，對消化很有幫助。像是山藥泥這類黏稠的料理，還能守護胃部黏膜。應避開炸豬排、天婦羅及壽喜燒等高脂食物，並多留意鹽分高的料理。靈活運用食材風味以及高湯鮮味的料理，縱使油脂及鹽分含量不多，也能讓人吃得津津有味。

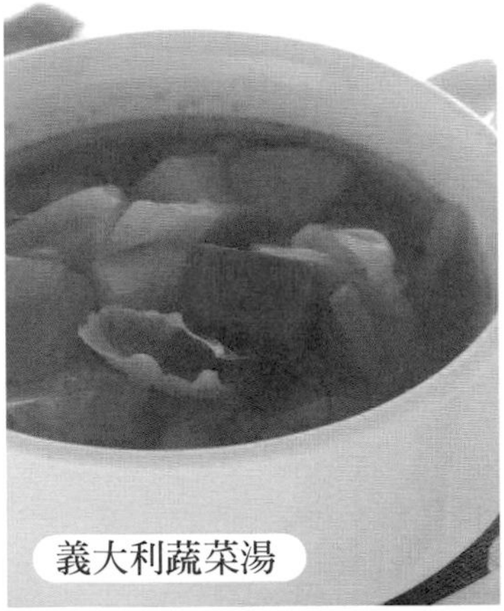
義大利蔬菜湯

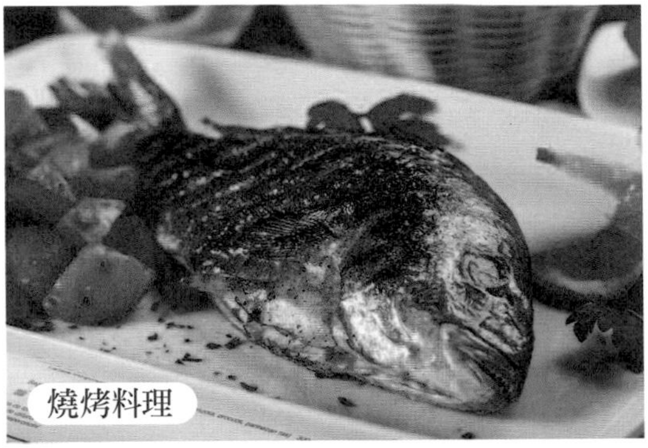
燒烤料理

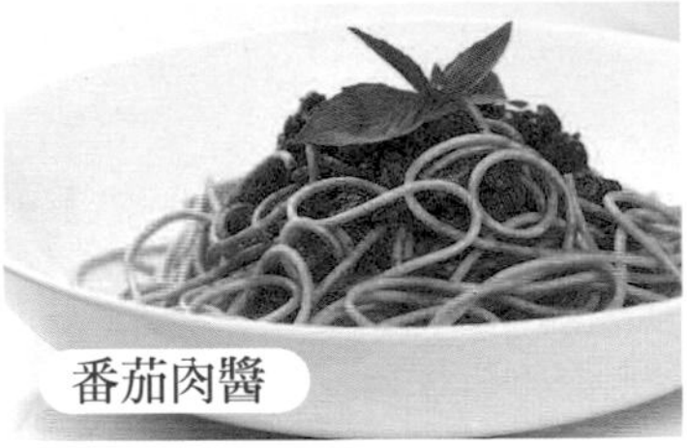
番茄肉醬

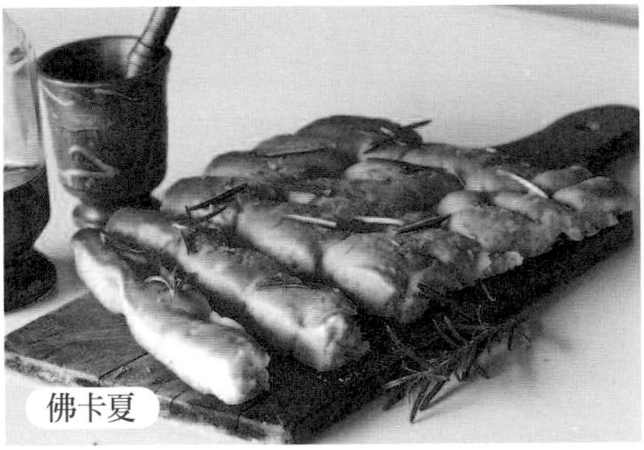
佛卡夏

義式料理

把目標放在酸味不會過強的燒烤料理

地中海料理和日式料理一樣，都是備受全世界歡迎的健康料理，但是出現逆流症狀時，最好避開使用大量番茄及檸檬的酸味料理，才不會感到不適。沙拉裡的醋，也要多加留意。

相較之下，橄欖油刺激性小，但是大量攝取還是不太好。

應選擇充分燉煮過後的湯品、絞肉製成的肉醬以及去除多餘脂肪的燒烤料理。吃佛卡夏時好好咀嚼，也能獲得飽足感。

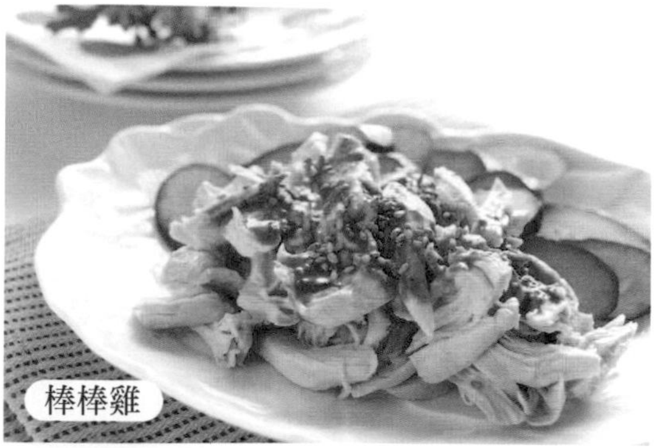
棒棒雞

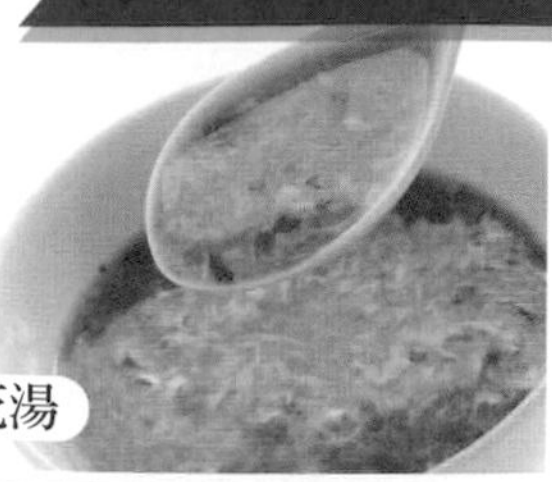
蛋花湯

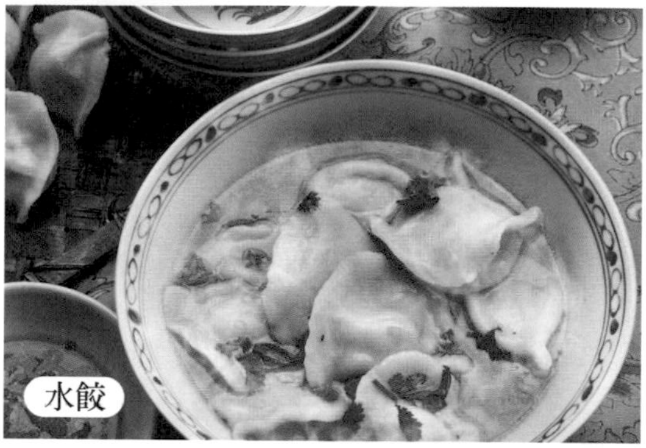
水餃

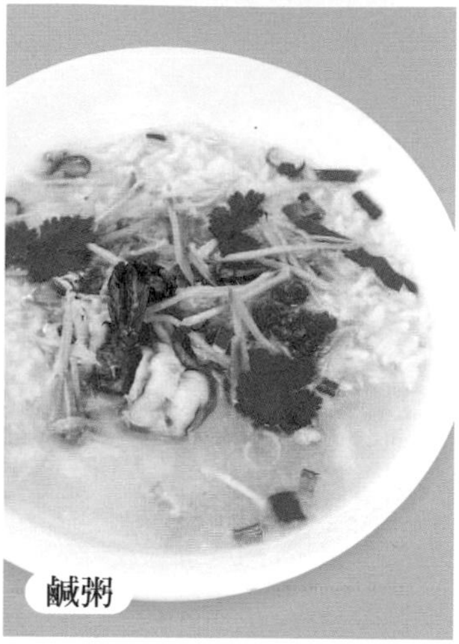
鹹粥

中華料理

油膩料理與辛辣菜色，容易使人狼吞虎嚥

中華料理以油膩菜色居多，點菜時請選擇清爽的菜色，水餃或餛飩會比煎餃好，清蒸的棒棒雞會比炸過的油淋雞理想。炒飯或炒麵等熱炒料理，通常都會使用到大量油脂。除了油炸菜色之外，食材有時候在事前處理時會油炸，這個步驟稱作「過油」。

另外像是辣椒等刺激性強的食物、拉麵及炒麵等料理，大家都習慣未經充分咀嚼就吞下肚子，這點也要多加留意。

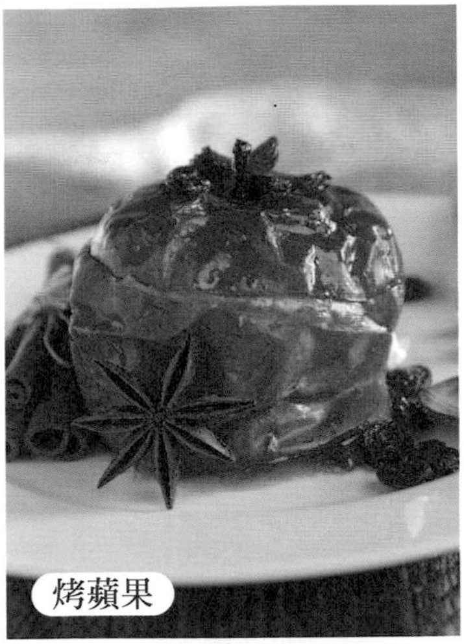
烤蘋果

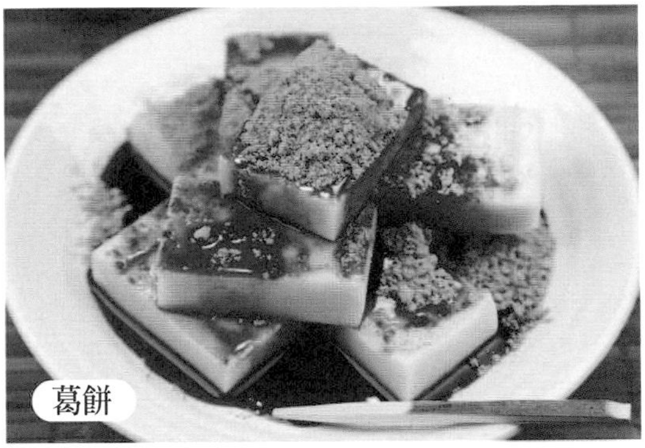
葛餅

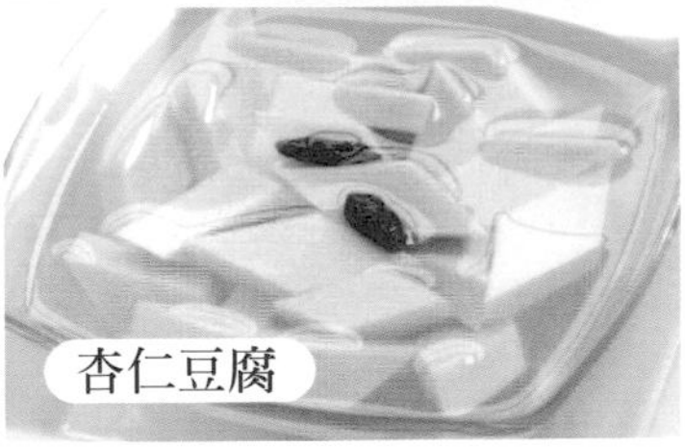
杏仁豆腐

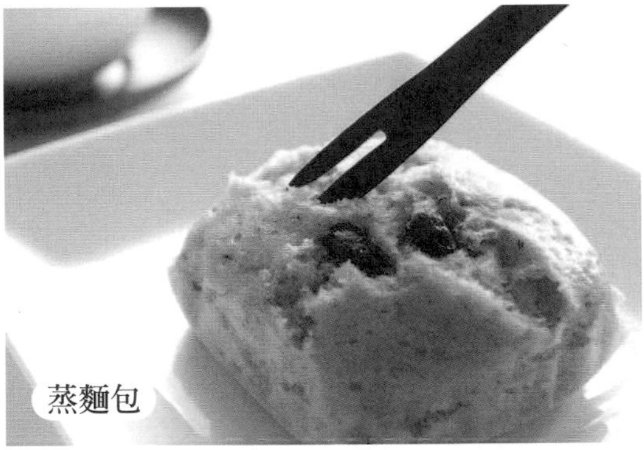
蒸麵包

甜點

彈性十足的果凍類及鬆軟綿密的點心類

太甜的食物、大量使用巧克力或高脂奶油的食物、柑橘類，都會使症狀惡化。

蒸麵包或長崎蛋糕這種簡樸的甜點、牛奶及優格製成的果凍及布丁、和菓子中入口即化的葛餅等等，會比較適合。可守護胃壁的蘋果，與搭配了腸胃藥中經常使用的肉桂所製成的烤蘋果，也可以食用。

飲品方面，應少喝咖啡、紅茶及碳酸飲料，改喝熱牛奶或不具刺激性的花草茶。

家人也能吃得滿足的健康食譜

容易多方變化、持之以恆！

能夠一直守護胃部，美味又口感十足，就算沒症狀的人也能開心享用。
這些食譜簡單又容易操作，搭配其他推薦食材也很方便隨機應用。
請從學習這些料理開始，輕鬆無壓力地每天持續做下去。

使用肉片
有益消化的法式料理

火鍋

材料（2 人份）

豬肉片………200 克
鹽………少許
馬鈴薯………1 個（100 克）
洋蔥………1/2 個（100 克）
白菜………1 片（100 克）
紅蘿蔔………1/2 根（60 克）
青花菜………2 朵（30 克）
橄欖油………適量
月桂葉………2 片
白酒………2 大匙
高湯塊………1 個

作法

1 豬肉切成 5 公分寬，撒上鹽。

2 馬鈴薯切成一口大小，泡水去除澀味。洋蔥切成月牙狀，白菜切成 5 公分寬，紅蘿蔔切成小一點的滾刀塊，青花菜分切成一口大小。

3 橄欖油倒入鍋中以中火燒熱，將豬肉拌炒一下。等肉變色後加入青花菜以外的蔬菜，以及可以淹過食材的水、月桂葉、白酒、高湯塊，煮滾後轉成小火，煮 15 分鐘。

4 馬鈴薯變軟後，加入青花菜，煮 3 分鐘左右，直到青花菜的綠色變明顯為止。

重點

▶ 不使用肉塊，改用好消化的肉片
▶ 鹽只用來醃肉。善用香草的風味，即便少鹽也會很美味
▶ 依個人喜好，還可以加入具有藥效的茴香

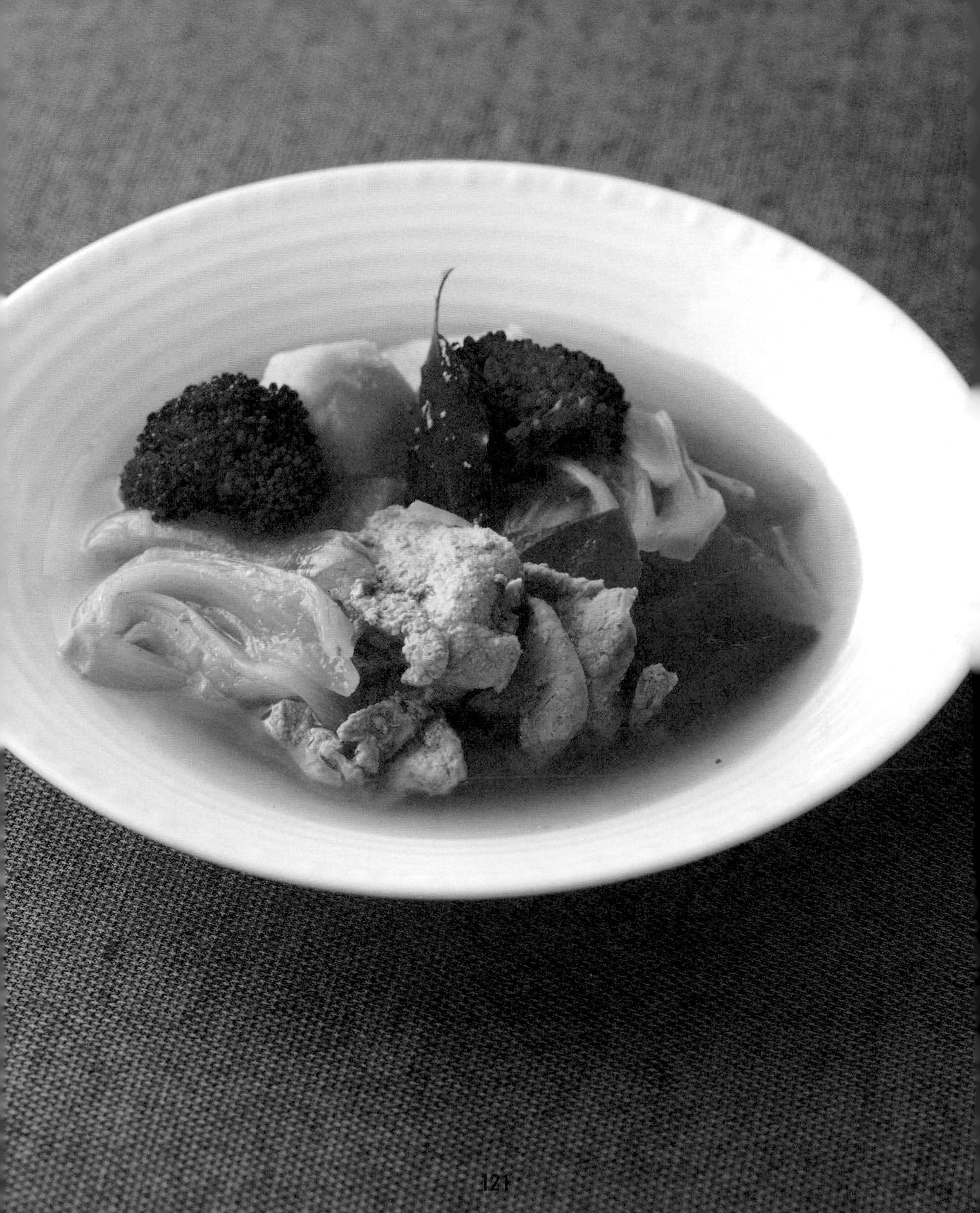

用大量高麗菜
取代洋蔥

豆腐高麗菜漢堡排

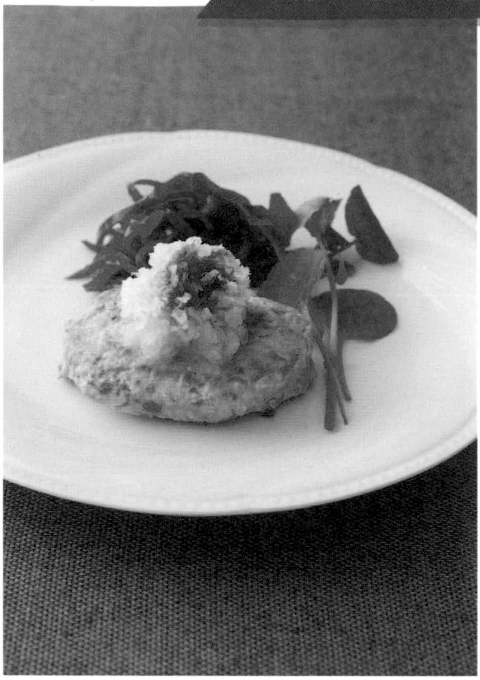

材料（2 人份）

雞胸絞肉………100 克
木綿豆腐………30 克
高麗菜………1 片（50 克）
青椒………1 個
白蘿蔔……5 公分
蛋液………1/2 個的分量
鹽………1 克
胡椒………少許
橄欖油………2 小匙
西洋菜………2 根
醬油………1 小匙

作法

1 豆腐用微波爐（500W）加熱20秒，將水分瀝乾後充分壓碎。高麗菜大略切碎，用保鮮膜包起來以微波爐加熱30秒，放涼後切成末，再稍微將水分擠乾。

2 青椒切絲後汆燙一下。白蘿蔔磨成泥再將水分瀝乾。

3 絞肉、**1**、蛋液、鹽、胡椒充分攪打均勻（太軟時加入1小匙太白粉，再繼續攪打均勻即可）。分成2等份後捏成圓形。

4 橄欖油倒入平底鍋中以中火燒熱，將**3**兩面煎至上色為止。

5 盛盤，搭配**2**與西洋菜，再淋上醬油。

重點

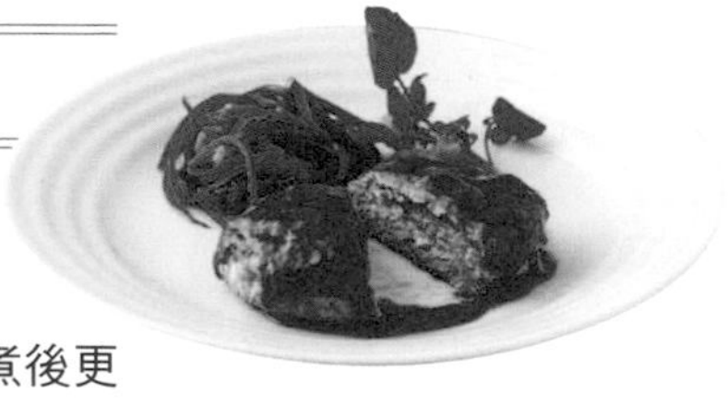

- 利用雞胸絞肉與豆腐製作漢堡排
- 白蘿蔔泥有助消化
- 其他家人要吃的漢堡排，用番茄醬燉煮後更加美味

低脂肪的魚類
用蛋液增加飽足感

義式檸檬旗魚佐馬鈴薯泥

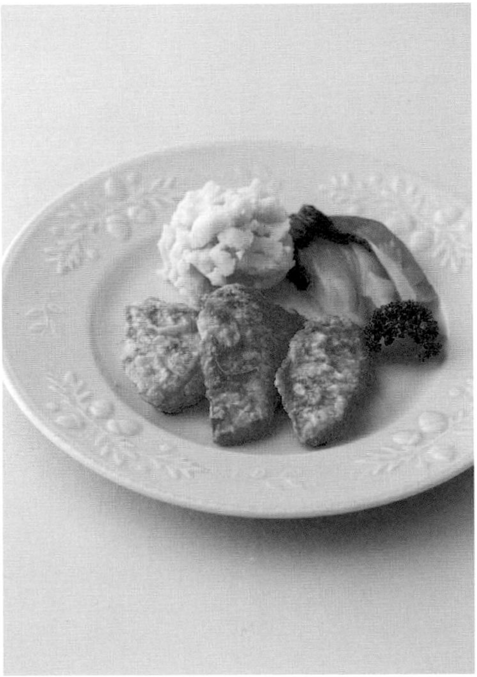

材料（2 人份）

旗魚（魚肉片）………2 片（120 克）
　＊醃料　酒………2 小匙
　　　　　鹽………1 克
　　　　　胡椒………少許
馬鈴薯泥
　＊馬鈴薯………1 個（100 克）
　＊鹽………少許
　＊牛奶………1～2 大匙
　＊奶油………1 小匙
青江菜………1 株（100 克）
麵粉………適量
蛋液………1 個的分量
橄欖油………2 小匙
巴西利（荷蘭芹）………適量

重點

▶ 也可以使用脂肪少的豬肉或雞胸肉
▶ 搭配有益胃部的馬鈴薯泥當作配菜

作法

1 旗魚切成薄片，撒上醃料靜置10分鐘。

2 馬鈴薯用鹽水煮熟，煮軟後取出壓碎（保留顆粒的程度也無妨），趁熱與牛奶、奶油混合，做成馬鈴薯泥。

3 青江菜縱切成6等份，用加入少許鹽（分量外）的熱水汆燙。等顏色變鮮明且變軟後，放在濾網上放涼備用。

4 將1多餘的水分擦乾，兩面撒上麵粉後，再沾上蛋液。

5 橄欖油倒入平底鍋中以中火燒熱，分別將4單面煎1分鐘。轉成小火，繼續分別將單面煎2～3分鐘，直到呈現金黃色澤為止。

6 與馬鈴薯泥、青江菜一同盛盤，再搭配巴西利。

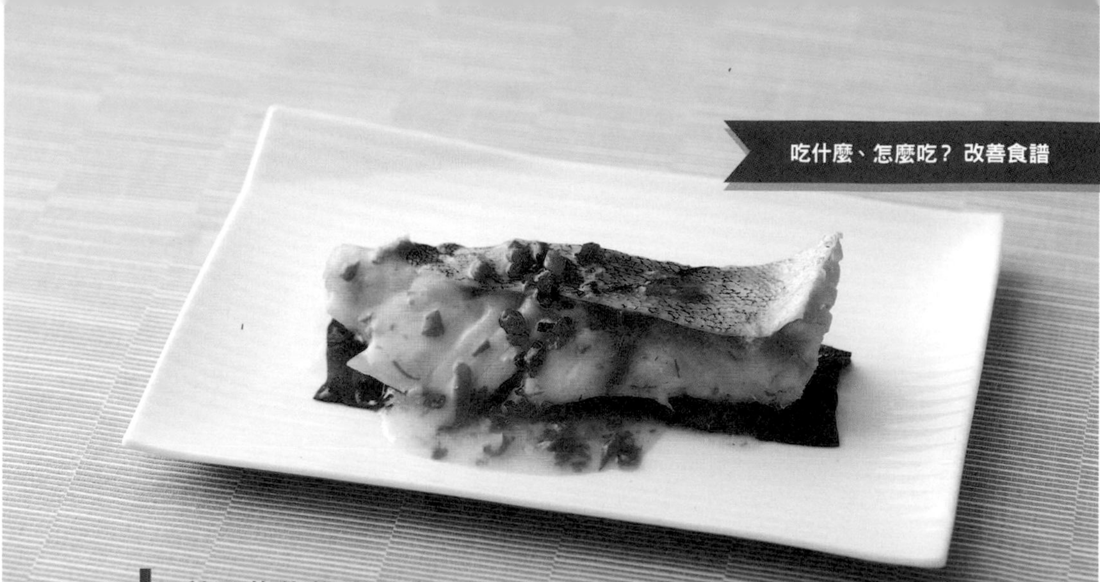

利用淋芡後不易冷卻的料理溫柔療癒

微波爐蒸白肉魚佐梅干芡汁

重點

▼新鮮鱈魚、日本真鱸等魚類皆可使用
▼用雞胸肉或雞里肌來料理也很美味
▼善用昆布的鮮味即可減少鹽分
▼梅干建議使用傳統的鹽漬產品

材料（2人份）

白肉魚（魚片）………2片（160克）
鹽………1克
酒………1大匙
昆布………2片（與魚片相同大小）
梅干芡汁
　梅干的果肉………5克
　高湯………4大匙
　太白粉………1/2小匙
　水………1/2大匙
蝦夷蔥（切蔥花）………適量

作法

1　白肉魚撒鹽後靜置30分鐘。梅干用菜刀剁碎，太白粉與水拌勻。

2　依序將酒、昆布、魚擺在耐熱盤上，再包上保鮮膜，以微波爐（500W）加熱2分鐘。翻面後繼續加熱30秒左右，直到熟透為止。

3　製作梅干芡汁。將高湯、梅干的果肉倒入鍋中以小火加熱，接著熄火。加入太白粉水後充分攪拌，再次以小火加熱，利用鍋鏟等器具一邊攪拌一邊勾芡。

4　**2**盛盤後淋上**3**，並撒上蝦夷蔥。

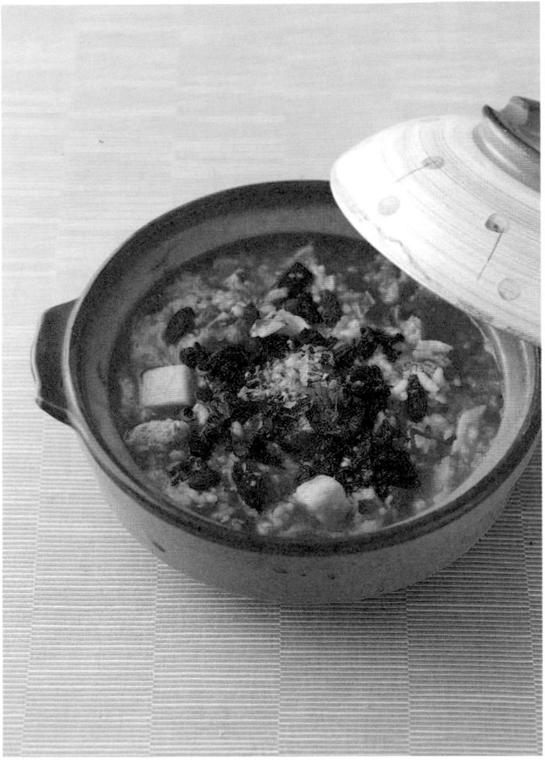

身體不適的日子就吃滿滿蔬菜的日式燴飯喘息片刻

蔬菜日式燴飯

材料（2 人份）

米………75 克
水………380ml
雞里肌………1 條（70 克）
　＊醃料　酒………1/2 小匙
　　　　　醬油………1/2 小匙
小芋頭………1 個（50 克）
紅蘿蔔………2 公分（20 克）
南瓜………1 公分厚（20 克）
小松菜的菜葉………1 ～ 2 株的分量（20 克）
枸杞………6 粒
柴魚片………少許
山椒粉………少許

作法

1　米淘洗乾淨，連同水一起倒入土鍋中。雞里肌去筋後片成0.5公分寬，用醃料醃過。小芋頭、紅蘿蔔、南瓜切成0.7公分的小丁。

2　小松菜汆燙一下，稍微放涼後將水分擰乾再切碎。枸杞用熱水泡發。

3　1以中火加熱，煮滾後轉成小火，蓋上蓋子時稍微錯開，燉煮30分鐘左右（煮到一半、水不夠的話，再加水進去）。

4　熄火後擺上小松菜與枸杞，並撒上柴魚片。最後撒上山椒享用。

重點

▶ 日式燴飯黏稠的狀態可保護黏膜
▶ 利用蔬菜和雞里肌增添鮮甜滋味
▶ 山椒具有抑制打嗝的效果

想來點甜食時
就吃這道入口即化的甜點

甘酒牛奶果凍

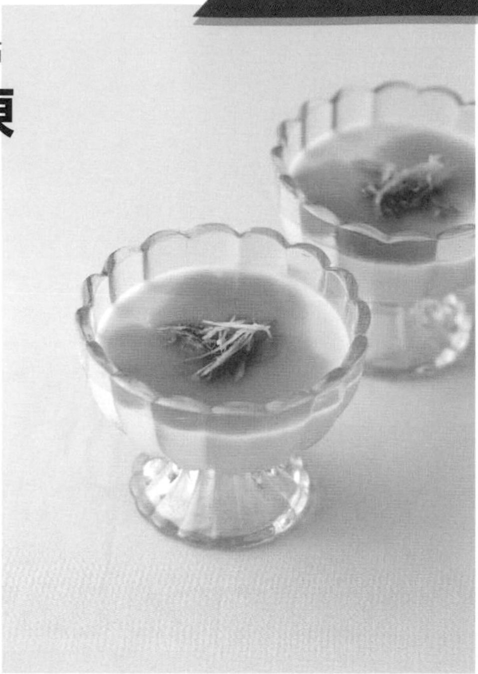

材料（2人份）

牛奶………125ml
甘酒（未經稀釋的甘酒）
………1/4杯
水………25ml
吉利丁粉………3克
薑汁………少許
楓糖………1～2小匙
薑絲………適量

作法

1 牛奶、甘酒拌勻，以微波爐（500W）加熱1分鐘。

2 吉利丁撒入水中泡發。

3 **1**、**2**混合後加入薑汁，以調理機攪打30秒。

4 平均倒入容器（容量100ml左右的容器）中，冰在冰箱冷藏庫2小時左右使其凝固。

5 享用時淋上楓糖，再以薑絲作裝飾（事先泡在水中增加爽脆度）。

重點

▶ 搭配了牛奶、甘酒、吉利丁，可守護黏膜
▶ 生薑自古即為恢復胃部健康的民間用藥
▶ 沒有楓糖的人也可改用相思樹這類的蜂蜜

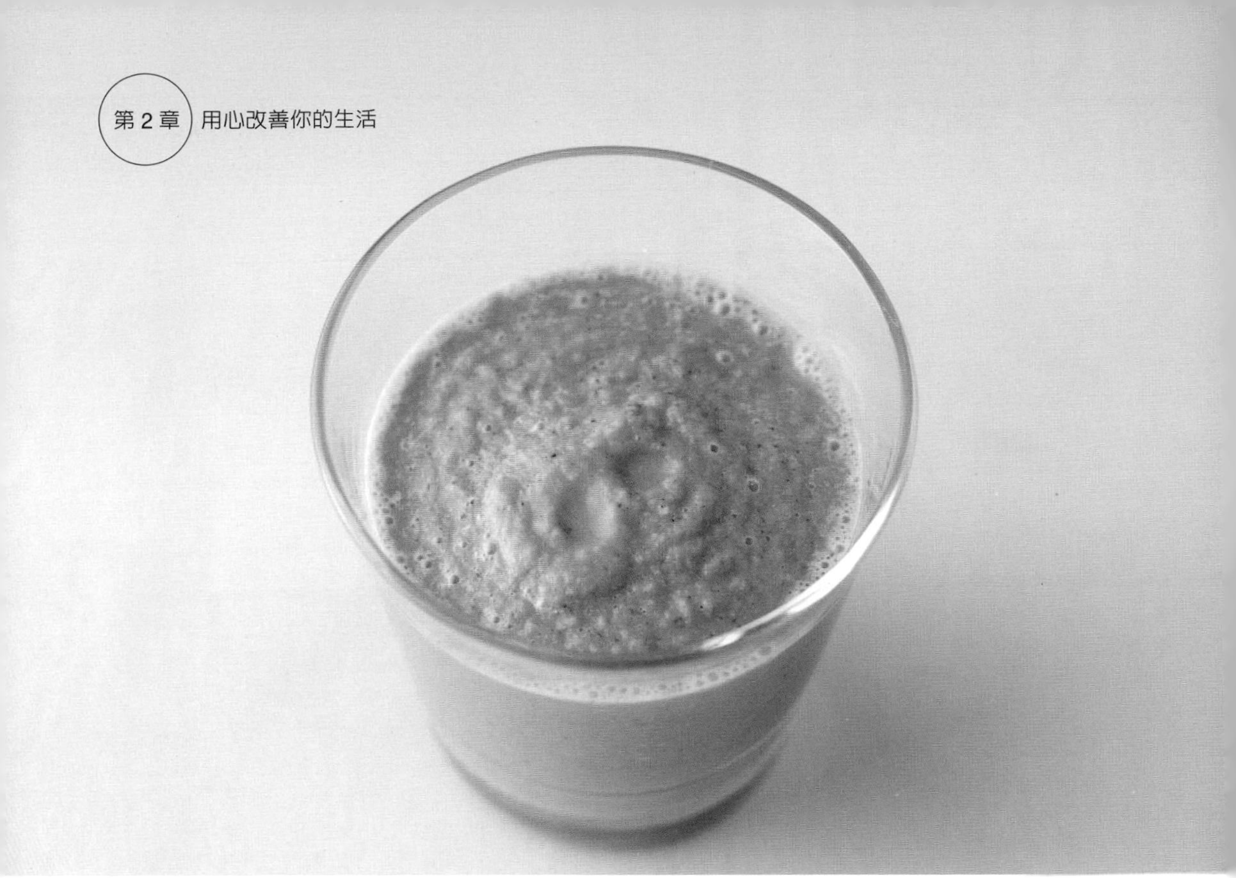

以牛奶為基底調製的蔬菜飲品最好天天喝

綠奶昔

材料（2 人份）

小黃瓜………2/3 根（60 克）
酪梨………1/2 個（60 克）
沙拉用菠菜………2 株（20 克）
巴西利………1 根（6 克）
蘋果…………1/4 個（60 克）
牛奶………1/2 杯
水………80ml

作法

1 小黃瓜切片，酪梨切成 1 公分的小丁，沙拉用菠菜大略切碎。巴西利分開撒上。蘋果去皮後切片。

2 所有材料倒入調理機攪打。

重點

▶ 內含牛奶的奶昔不會對黏膜造成刺激
▶ 再加入可抑制胃酸分泌的蘋果
▶ 少了甜味及柑橘類同樣容易入口

高齡者、術後食道炎患者的飲食建議

高齡者的注意事項

少了牙齒、不方便咀嚼的人，最好吃些一開始就切細切碎、磨成泥，或是會溶於口中的食物。

年紀大了之後，無論是唾液或是保護胃部的黏液，都會很難分泌，因此請提醒自己吃一些可保護腸胃的食物。建議食用黏稠的多醣類，因爲多醣類可變成製造黏液的原料。

用嘴巴攝取流質飲食的時候，有些人會出現逆流現象。爲了防止這種情形，不妨利用「增稠劑」在水分中增加黏度。增稠劑屬於治療用的食品，市面上均有販售。

術後食道炎患者的注意事項

動過胃部手術後，胃會變小或是完全摘除，因此手術前由胃部擔負的職責，也就是「暫時儲存食物，加以攪拌後再逐步運送至腸道」的功能將會消失。

因爲再也無法一次吃進大量食物，因此請留意下述注意事項。

術後食道炎患者需要……

- ☐ 吃東西放慢速度、充分咀嚼
- ☐ 一次不要吃太多東西
- ☐ 分成多次食用
- ☐ 少量攝取高營養價值的食物
- ☐ 減少食用油膩、纖維質多、刺激性的食物
- ☐ 攝取鐵質及鈣質含量多的食物
- ☐ 餐後要坐著超過 30 分鐘以上，不能躺下來

COLUMN

釐清逆流的「導火線」，還有「寫日記」這一招

引發逆流的「導火線」，通常潛藏在日常生活當中。只要留意「做了什麼事就會出現症狀」、「什麼時候、吃了什麼東西，就會出現症狀」，即可發現「日常生活」與「症狀」的關聯性。

想要了解自己的導火線是什麼，還可以用「寫日記」這個方法找出來。

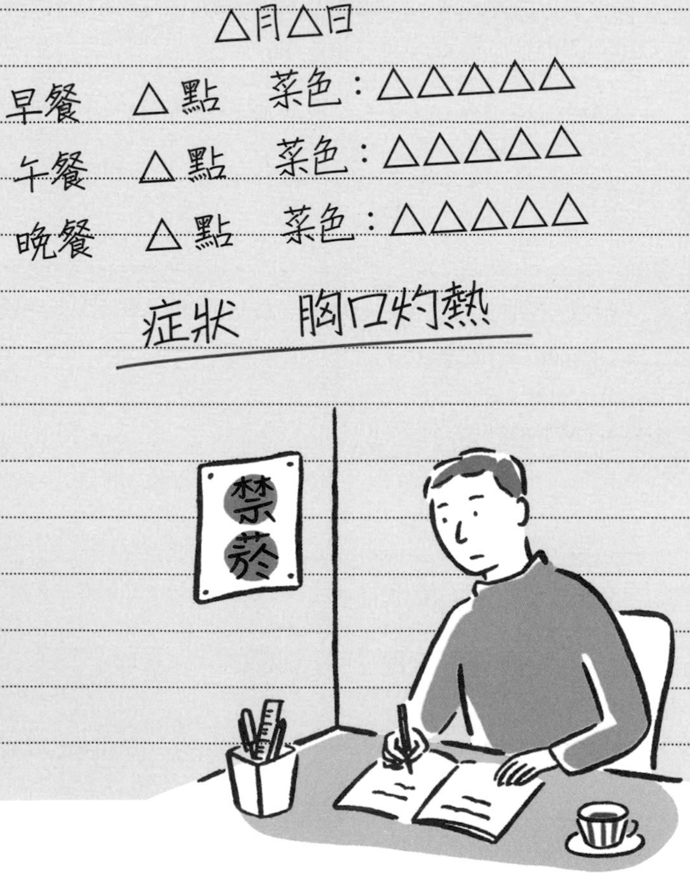

第3章

快來動一動身體

「輕度運動」最理想

為什麼「做運動」比較好？

好好地活動身體，就能改善並預防症狀。**藉由運動鍛鍊橫膈膜，下食道括約肌就會收縮**。運動後**可以擺脫肥胖，壓迫胃部的內臟脂肪便會減少**。做運動**調整自律神經後，就可以使主要來自壓力的症狀緩解下來**。

給大家一個建議，最好的運動就是「收音機體操」。認真去做之後，一定能看出不錯的效果。

●擺脫肥胖

內臟脂肪過多所形成的肥胖，是逆流性食道炎惡化的主要原因。徹底減輕體重，內臟脂肪也會減少，對於胃部的壓迫就會變少，還可縮短食道曝露在酸液下的時間，症狀便會有所改善。同時也是爲了擺脫肥胖，趕緊來做做運動吧！

● 激烈運動會出現反效果

運動也分成很多種，若是進行激烈的運動，反而會增加酸液逆流的情形。

「積極活動身體的有氧運動」以及「無氧運動」，相較於「稍微動一動身體的有氧運動」，胃部曝露在酸液下的時間會拉長。也就是說，**做完激烈運動後，酸液的逆流次數會增加**，因此會出現反效果。不管是非糜爛性胃食道逆流症的患者或是健康的人，同樣都會出現這種情形。

如果有食道裂孔疝氣▲第54頁，疝氣的嚴重程度與運動後逆流的程度，將會呈正比。

所以，推薦大家做稍微動一動身體的有氧運動就好了。

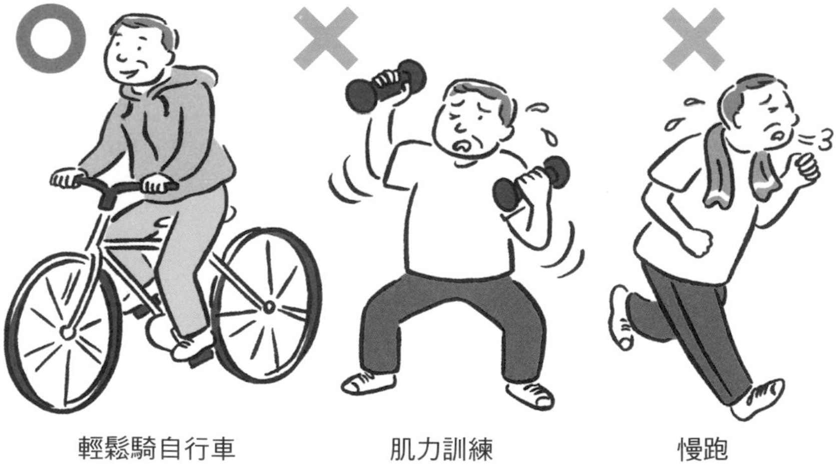

輕鬆騎自行車

肌力訓練（無氧運動）

慢跑（激烈的有氧運動）

鍛鍊「橫膈膜」終止逆流

橫膈膜就是「肌肉」

「橫膈膜」是位在下食道括約肌周圍，呈現膜狀的「肌肉」。因為是肌肉，所以平時如果沒有善加使用，就會鬆弛變硬。姿勢不良、缺乏運動或是久坐等，經年累月之後，橫膈膜自然會變硬，活動力變差。

反過來，若是施加負荷加以訓練，還是能夠加以鍛鍊。一般認為，**鍛鍊橫膈膜，即可使下食道括約肌保持在正確的位置，活化橫膈膜的功能**。發揮毅力，持之以恆地鍛鍊橫膈膜，一定可以讓症狀有所緩解。

遺憾的是，一旦有食道裂孔疝氣，下食道括約肌與橫膈膜的位置錯位之後，就看不出症狀緩解的效果了。儘管如此，藉由鍛鍊橫膈膜，得以進行深呼吸，調整自律神經維持平衡後，仍然有可能預防或改善症狀。

● 有意識地「呼吸」

橫膈膜位於胸腔下方與腹腔上方，類似隔板，並有三個孔洞讓大動脈、大靜脈、食道通過。橫膈膜的外型就像降落傘一樣，一吸氣會反過來下降，吐氣會像開傘一樣上升。如果進行深呼吸，就會比平時更加精力充沛地大幅伸展收縮。除了呼吸之外，例如發聲或是抬高重物時，都會使用到橫膈膜。

橫膈膜位於軀幹的最深處，無法單獨動起來。最有效的方式，是將橫膈膜與其周邊肌肉，再加上各種肌肉一起動一動。

呼吸淺的人，通常體力差，也容易缺乏肌力，很難維持姿勢。應將注意力放在橫膈膜上，好好地深呼吸。

橫膈膜是藉由呼吸上下活動

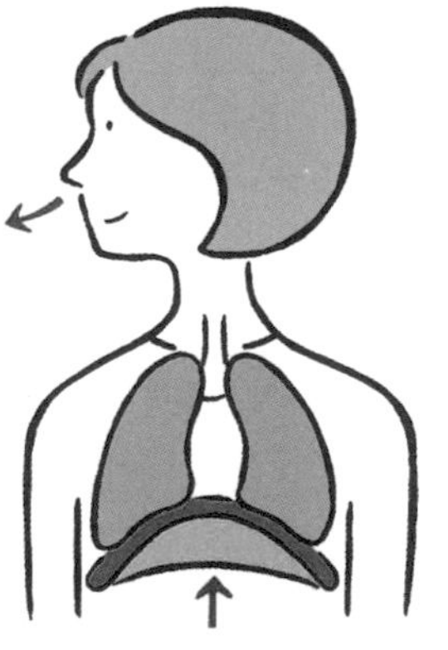

一吐氣，肺部會變小，
橫膈膜便會上升

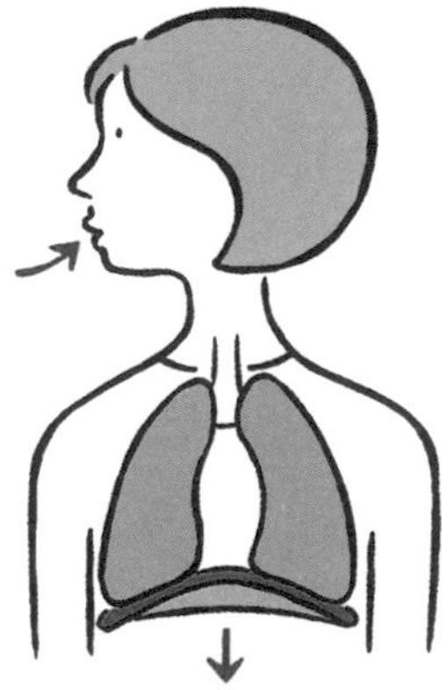

一吸氣，肺部就會擴張，
橫膈膜便會下降

善用深呼吸鍛鍊橫膈膜

建議大家善用「腹式呼吸」及「逆腹式呼吸」，在橫膈膜施加負荷。這兩種呼吸法，同樣都是仰躺、膝蓋立起來進行，才能徹底深呼吸，彰顯效果。還可以將抱枕或保特瓶等「重物」放在腹部上進行鍛鍊。請大家依照個人體力，逐步增加負荷。

腹式呼吸

腹式呼吸是**吸氣後將下腹部鼓起，吐氣後使腹部內縮**。這麼做就能增加壓力，橫膈膜便會往上升。吐氣時，盡可能拉長時間慢慢吐氣，將空氣完全吐盡。

腹式呼吸還可以坐在椅子上進行。如果要站著做腹式呼吸，要將雙腳稍微打開。

◎仰躺做腹式呼吸

鍛鍊橫膈膜

1 天 5 ～ 10 次 ×2 回合

① 吸氣

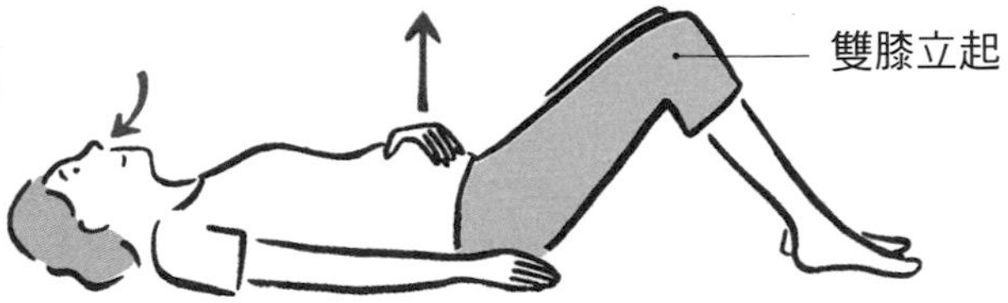

② 吐氣

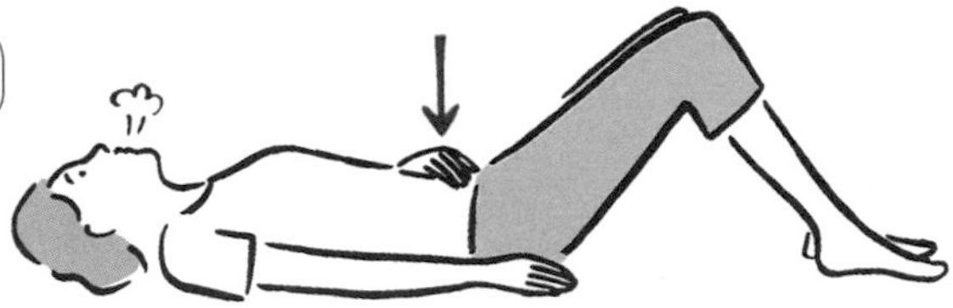

◎坐在椅子上做腹式呼吸

鍛鍊橫膈膜

1 天 5 ～ 10 次 ×2 回合

① 吸氣

② 吐氣

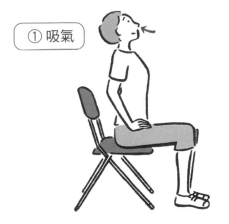

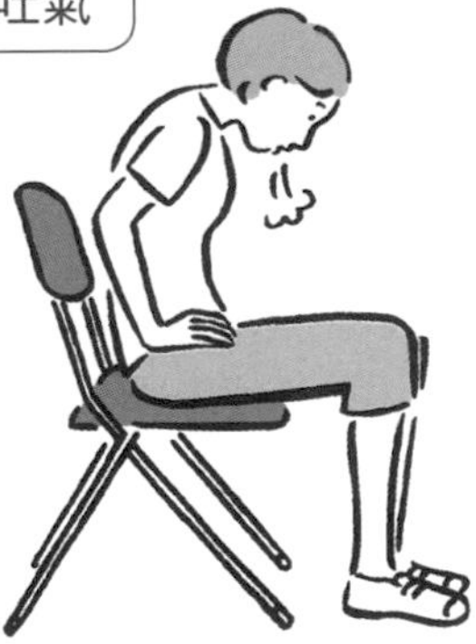

① 手靠在大腿根部，胸部稍微後仰，花3秒左右吸氣

② 後背拱起，稍微前彎後使下腹部內縮，花5～8秒將氣吐盡

逆腹式呼吸

「逆腹式呼吸」，就是鍛鍊時不能讓橫膈膜伸展收縮。**吐氣後使下腹部鼓起，吸氣後內縮**。

動作尚未上手時，可以躺下來進行。

習慣這個動作之後，再以站姿迅速進行逆腹式呼吸，會更有效果。大家可以發出「哈、哈」的聲音，用力且快速地進行呼吸。除了能增加橫膈膜的刺激之外，還能有意識地鍛鍊到橫膈膜，順便調整自律神經保持平衡，讓情緒穩定，也可以預防憂鬱以及提升睡眠品質。

◎仰躺做逆腹式呼吸

鍛鍊橫膈膜

1天5～10次×2回合

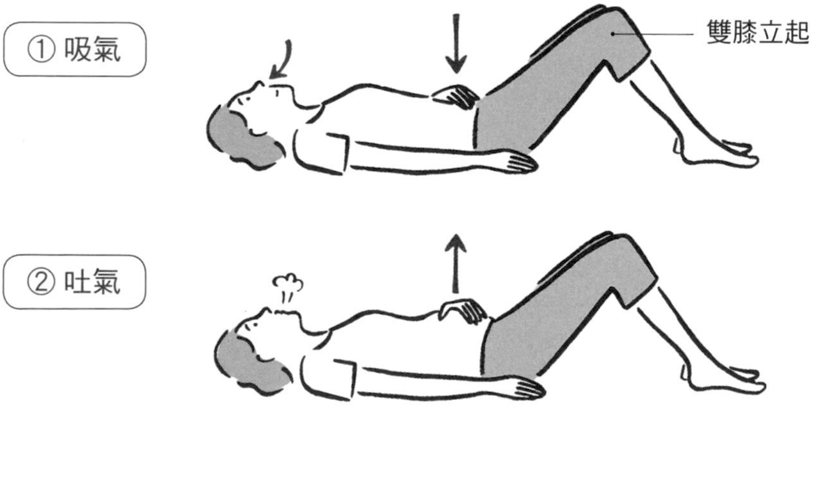

◎以站姿迅速做逆腹式呼吸

鍛鍊橫膈膜

1天5～10次×2回合

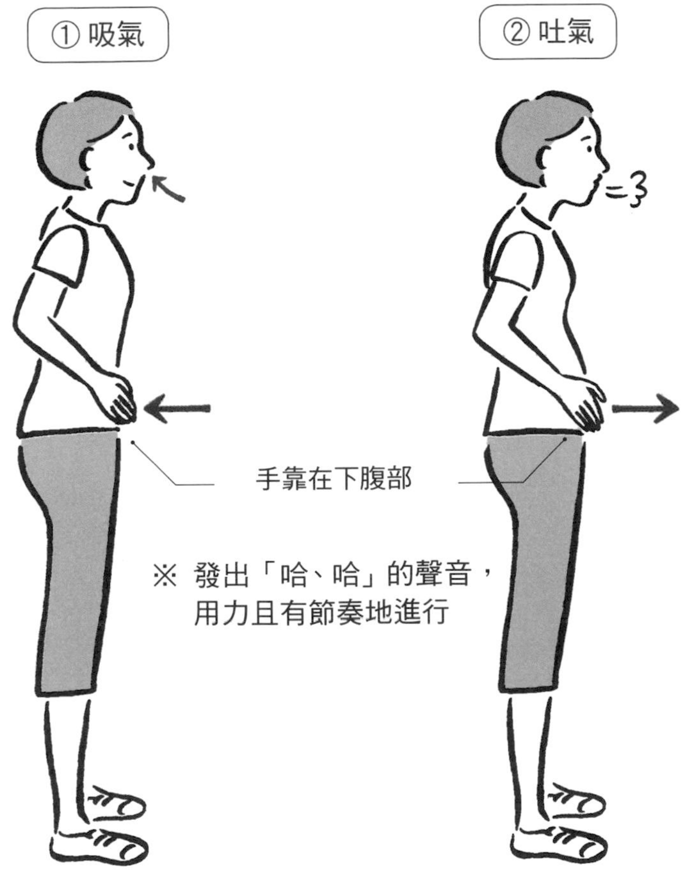
① 吸氣
② 吐氣
手靠在下腹部
※ 發出「哈、哈」的聲音，
用力且有節奏地進行

※學會怎麼做之後，可以試著邊走邊做。

好好放鬆上半身肌肉

打開胸腔的伸展運動

現在要來徹底放鬆胸部、頸部、肩膀的肌肉，這樣才容易促使橫膈膜動起來。

藉由擴張與收闔胸腔的動作，伸展胸部及側腹部。

胸腔周圍、胸部、後背、頸部，還包含腳掌，全身感覺像是被「緊身衣褲」包覆起來一樣，現在就來一步步解放全身筋膜失衡的狀態。

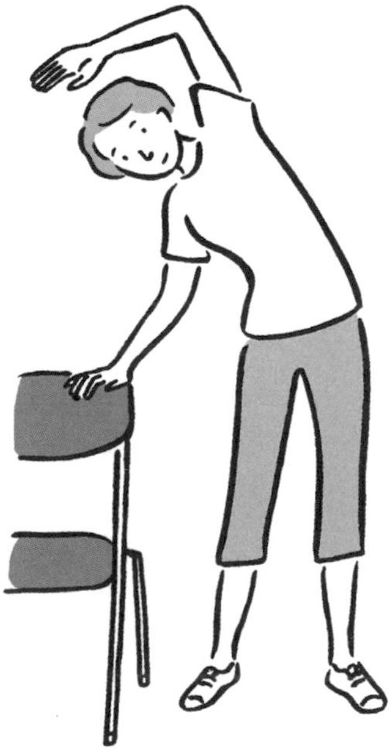

鍛鍊橫膈膜

每個動作 1 天 5 ～ 10 次 ×3 回合

◎手臂做「7」字型伸展

外側手臂保持彎曲，手肘抬高，從側腹部伸展身體側邊，同時做2次深呼吸

◎後背做「ㄈ」字型伸展

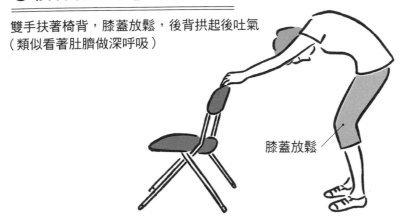

雙手扶著椅背，膝蓋放鬆，後背拱起後吐氣
（類似看著肚臍做深呼吸）

◎胸部做「人」字旁伸展

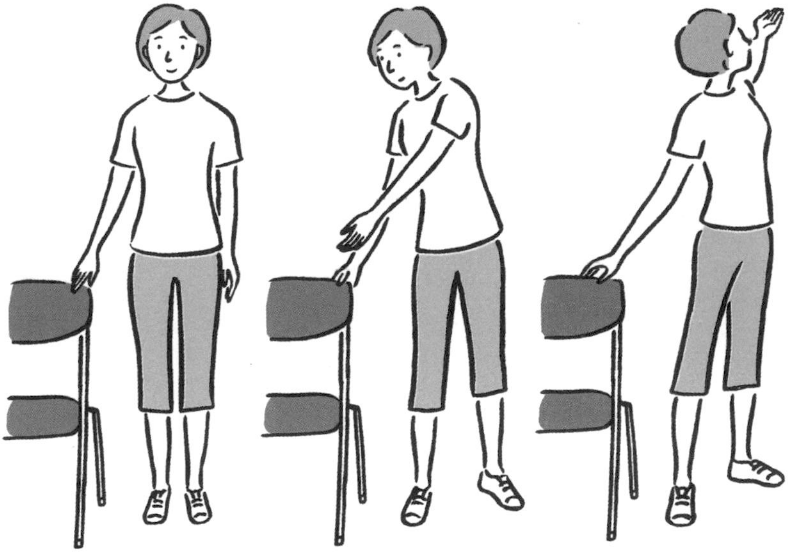

① 單手扶著椅子站好

② 另一隻手臂的手掌朝上打開，同時將腳往斜後方打開45度

③ 用力深呼吸2次

只要動一動上半身，也能鍛鍊到橫膈膜。
轉動手臂擴張胸腔時吸氣，收闔時吐氣，且須留意上述動作不能倒過來做。

◎轉動手臂

鍛鍊橫膈膜

1天5～10次×2回合

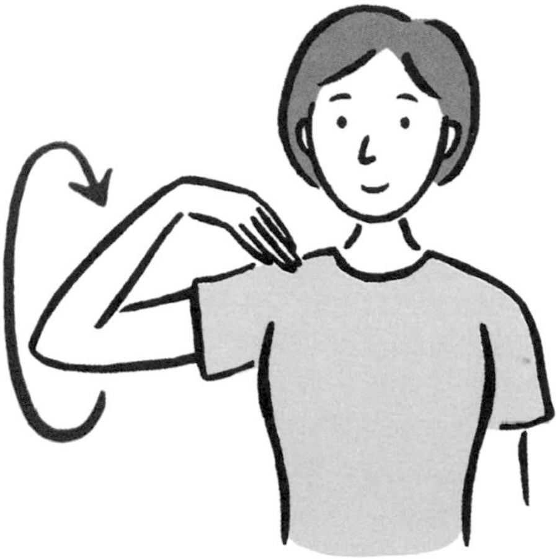

① 有意識地將身體打開

② 手放在肩上，將手臂由前往後轉動

③ 手臂逐漸移至後方時，感覺肩胛骨是闔起來的

可以兩隻手臂一起轉動，也可以單隻手臂分開做。

◎開闔肩膀與胸部

鍛鍊橫膈膜

1 天 5 ～ 10 次 ×2 回合

這是讓肩胛骨變柔軟的胸部伸展運動。反覆進行後背拱起與展胸後仰的動作。用力將肩膀縮起來，接著再放鬆的動作，要重複進行。這個動作還可以有效改善駝背。

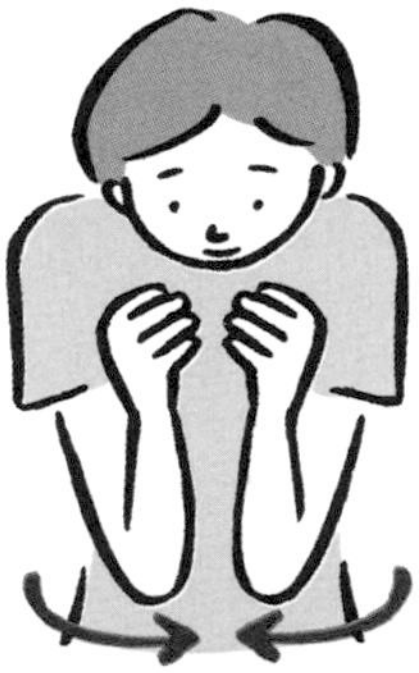

① 手肘在腹部前方緊靠，使胸部縮起來 5 秒鐘。肩胛骨會打開

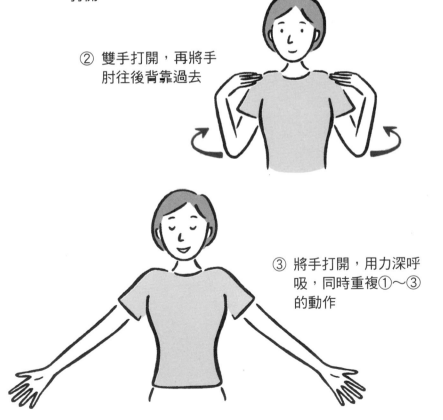

② 雙手打開，再將手肘往後背靠過去

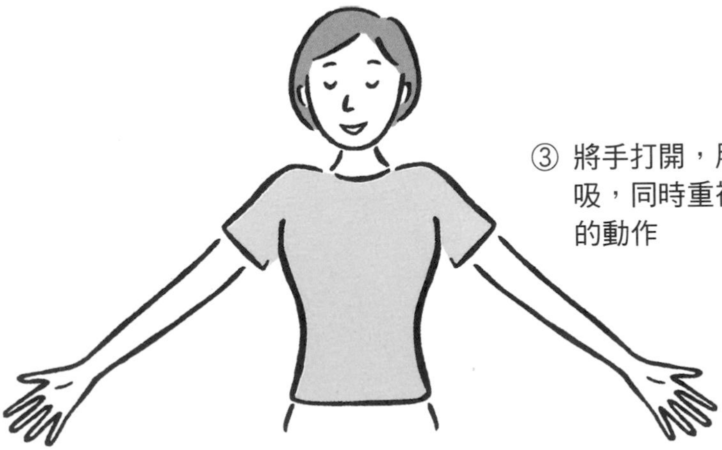

③ 將手打開，用力深呼吸，同時重複①～③的動作

矯正駝背

想要改善駝背，就要做全身的伸展運動。這時候要記得，也要將注意力放在呼吸上。

◎貓式

矯正駝背

1天3～5次×2回合

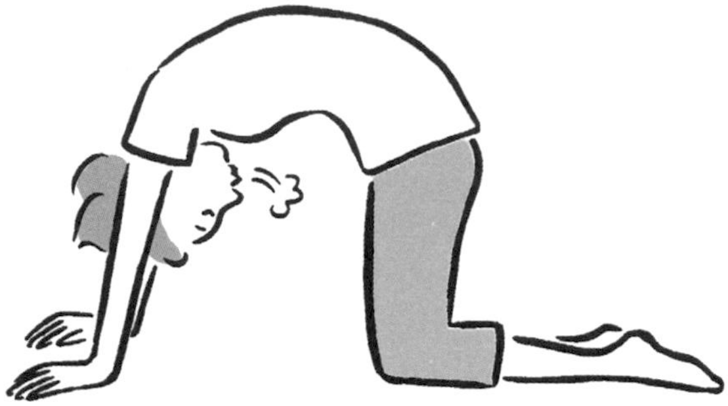

① 四足跪姿，將腹部往上縮。一邊吐氣一邊將後背拱起，保持這個姿勢呼吸3次

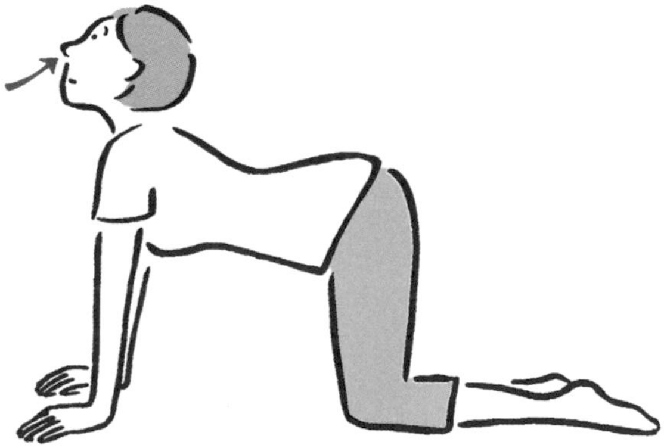

② 一面吸氣，一面將腹部放鬆往下降，將背部後仰且視線朝上，臀部往天花板頂出去。保持這個姿勢呼吸3次

◎後背放置枕頭的魚式

矯正駝背

1天3～5次×2回合

① 仰躺，並在後背放置枕頭。手掌朝下放在臀部下方

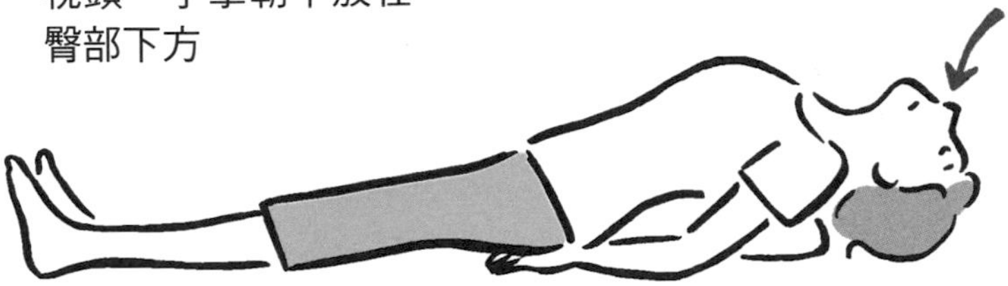

② 一面吸氣，同時感覺像是將胸部朝天花板抬高。徹底擴胸後仰，保持這個姿勢呼吸3次

COLUMN

要從鼻子吸氣，再從嘴巴吐氣？

常聽說「要從鼻子吸氣，再從嘴巴吐氣」，但要是拘泥於這樣的觀念，結果不用心呼吸的話，可就本末倒置了。

只要有意識到橫膈膜會上下活動，不管從哪裡吸氣或從哪裡吐氣都無所謂。最重要的是要大口吸氣，再將氣全部吐盡。

◎眼鏡蛇式

矯正駝背

1天3～5次×2回合

① 俯臥，雙腳打開與肩同寬，額頭貼地。手掌放在高於胸部的地板上

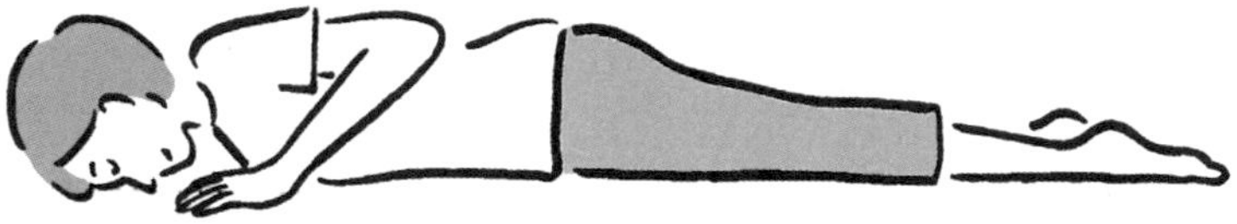

② 一面吸氣，一面用雙手壓著地板。感覺像是從大腿根部將上半身抬高一樣，保持這個姿勢呼吸3次

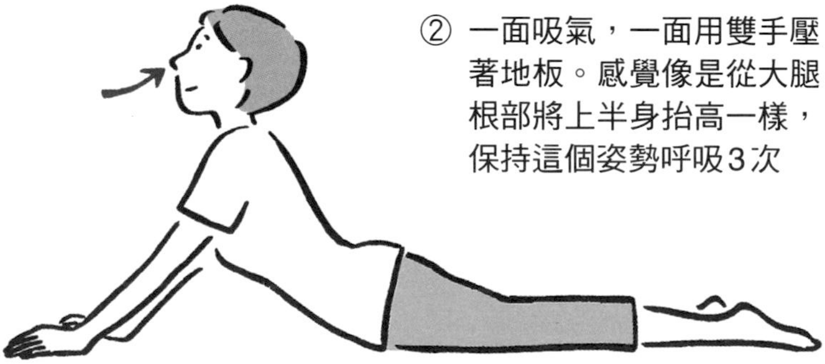

※每一種姿勢，都要好好專注於呼吸。

COLUMN

做運動的同時，要試著傾聽「身體的聲音」

「試著傾聽身體的聲音」，意思是說不要受到理論或專業資訊所影響，專心傾聽身體的訴求，了解身體想要怎麼做，也就是「順從身體想要的感覺」。

身體本來就會尋求舒適感，因此身體想要的感覺，換句話說也許就是「尋求舒適感的行為」。反過來說，意味著「感覺不舒服的事情（運動）對於打造健康體魄毫無幫助」。

即便對A來說是很適合的運動，但是有時並不適合B來做。相同的運動，當作法不同時，有時能夠帶來改善，有時卻會造成傷害。

當你嘗試去做了某項運動之後，感覺怪怪的，可視為身體在發出黃色警告信號；當你會覺得痛，強烈感到不適時，就是身體在發出紅色警告信號了。無須多言，在紅色警告信號下莽撞行事的話，將會導致意外發生。無論是紅色或黃色警告信號，都代表身體在拒絕從事這項運動。

如果受視覺資訊或理論過度左右，會很難聽見身體發出的微弱聲音，請多加留意。

調整「自律神經」舒暢全身的運動

在感覺「很舒服」的狀態下活動身體，有助於調整自律神經，消除壓力。別再做那種會讓人虛脫、全身發抖的運動了。

「很舒服」的感覺會因人而異，所以做運動並沒有標準次數可言。

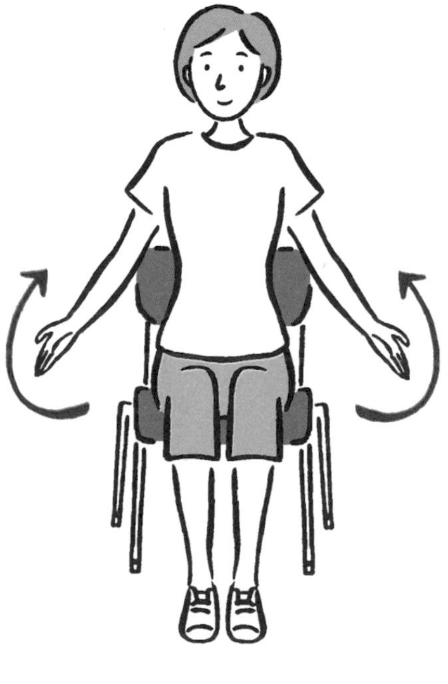

◎手臂「八」字型運動

調整自律神經

① 坐在椅子上，手臂下垂放鬆

② 胸部打開再深呼吸2～3次後，以大拇指朝外打開的方式將手臂移至後方

③ 保持這個姿勢放鬆手臂的力量，舒服地擺動

◎雙腳開闔運動

調整自律神經

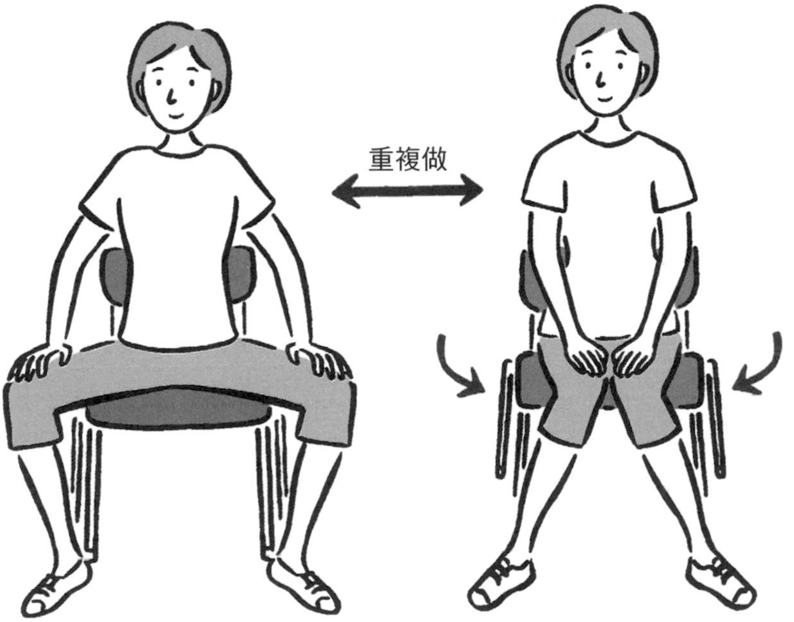

① 坐著將腳打開

② 手靠在膝蓋上，做開闔動作

※ 一面做動作，一面逐步放鬆髖關節、大腿以及小腿肚的力量。

晃動手臂擴展胸部

擺動手臂，轉動肩膀，同時將胸部打開。

胸部打開後，要刻意保持「柔軟」的狀態，這樣橫膈膜的活動會有所改善，呼吸也會變輕鬆。

◎手臂搖擺運動

調整自律神經

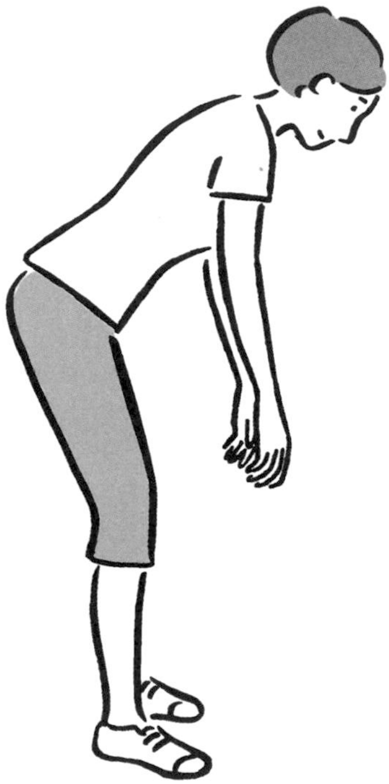

① 雙腳打開與肩同寬，稍微前彎，膝蓋放鬆，手臂輕鬆下垂

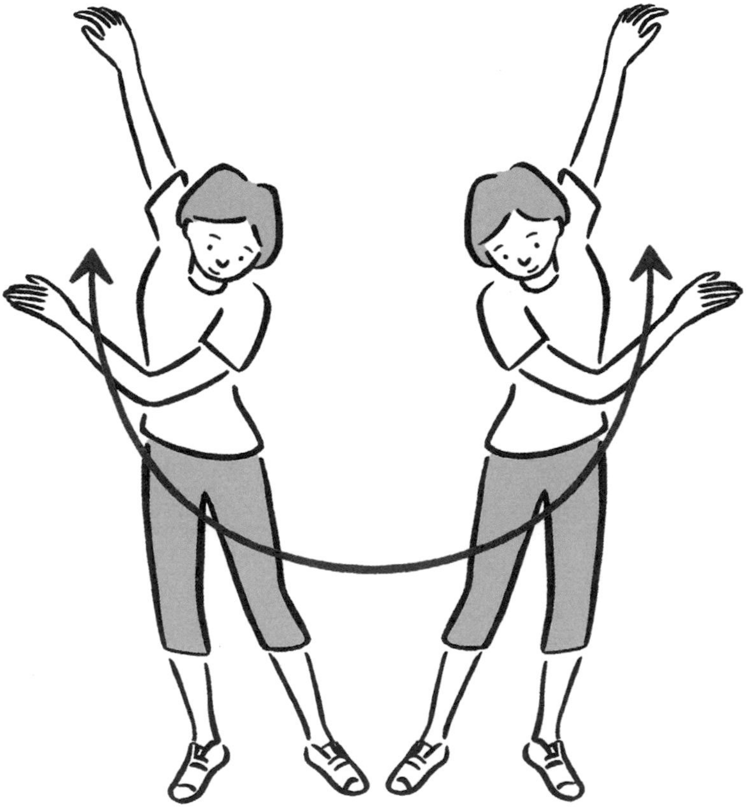

② 逐漸放鬆手臂的力量，將手臂往左右大幅擺動，直到感覺舒服為止

※祕訣在於膝蓋與髖關節要放柔軟。

◎手臂旋轉運動

調整自律神經

左右手臂輪流往前擺動後放鬆力量，動作上手後，利用擺動手臂的力道直接旋轉1圈。一手往前轉動，另一手往後轉動。手臂往上擺動時吸氣，往後擺動時吐氣。

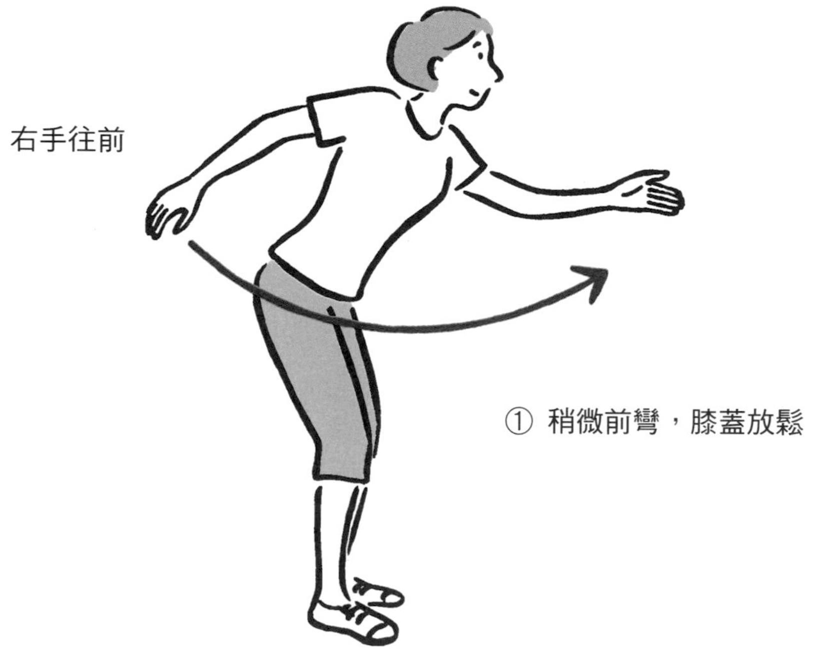

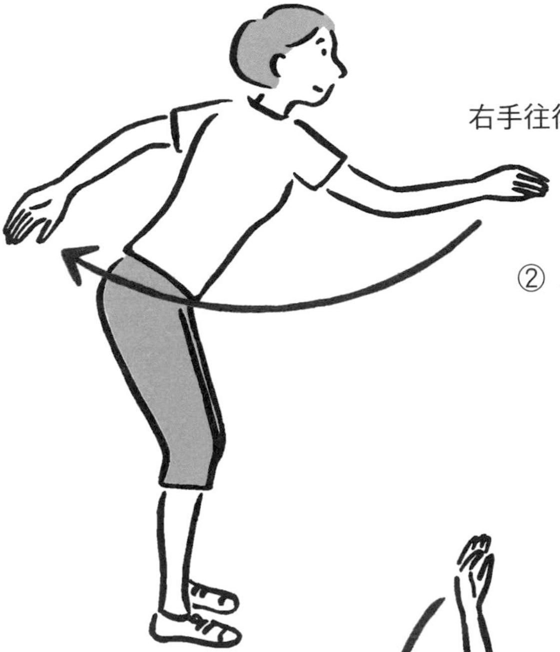

② 左右手臂分別往前後大幅擺動5次

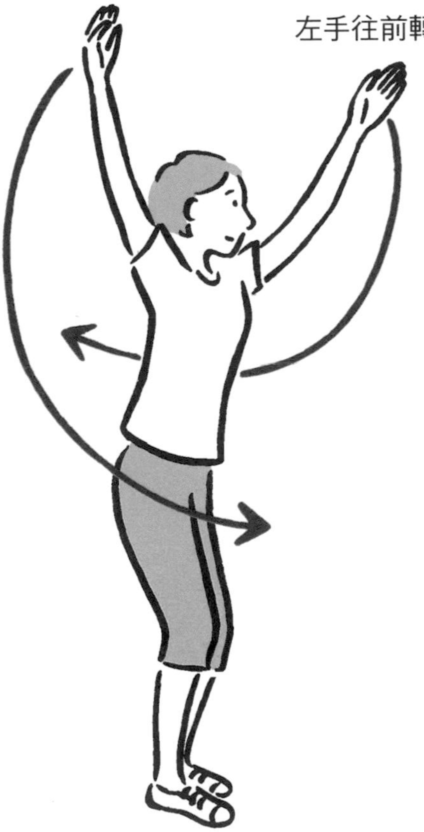

③ 數「1、2」往前後擺動後放鬆力量，再數「3、4」將雙手手臂旋轉一圈

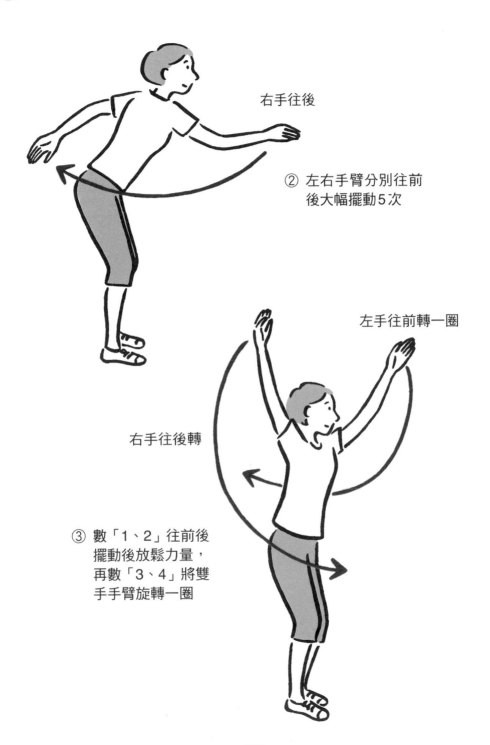

COLUMN

好好刺激五感

就算只是做輕度運動，還是可以調整自律神經。

活動身體時，應該好好地刺激五感。

舉例來說，像是外出購物或通勤等日常生活需要走路時，就是大好良機。因為在走路的當下，可以專心聆聽著風聲鳥語，用肌膚感受著涼意暑氣，欣賞映入眼簾的景色，喝水品嚐鮮甜滋味。刺激五感體會舒服的感覺，光是這樣做，情緒就會穩定下來。

情緒穩定的話，自律神經就會平衡，

也就不會失控跑去大吃大喝了。

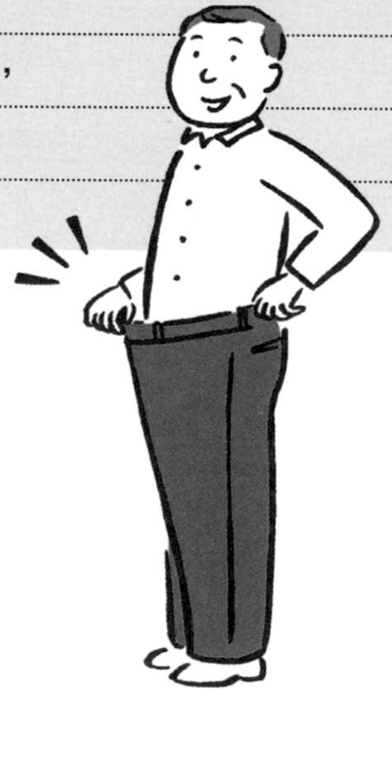

第4章

接受檢查

心有疑慮時，乾脆立即就診

擔心自己「是不是得了胃食道逆流症」的人，可以前往就診的科別，為內科、消化內科、腸胃科。另外，在日本，還有標榜「胸口灼熱門診」的醫院或診所，稱得上是胃食道逆流症的專科。

也有可能得了其他疾病

建議有自覺症狀的人去接受檢查，除了被診斷爲胃食道逆流症後，可以接受適當治療之外，同時也是爲了確定是否爲症狀類似的其他疾病。

●容易與胃食道逆流症搞混的疾病

譬如像是「喉嚨有異物感」，就是**食道癌**▲第76頁經常出現的症狀。此外，胃食道逆流症也容易與**胃炎**或**支氣管性氣喘**▲第69頁 等疾病搞混。

另外像是「胸口像被束緊般疼痛」的症狀，有狹心症、心肌梗塞的人也會發生。這些都是攸關性命的疾病，所以只要曾經感覺胸部會痛，請馬上前往醫院就診。

還有其他的食道疾病，諸如**功能性胸口灼熱**▲第41頁、**嗜伊紅性食道炎**、**食道運動功能障礙**等等。根據檢查結果，只要認定症狀與逆流有關係，也會懷疑可能罹患了這方面的疾病。甚至也有酸液逆流程度在正常範圍內，酸液以外的逆流與症狀之間存在關聯性，名爲「敏感性食道」的疾病。

COLUMN

從食道引發逆流的「食道遲緩不能症」

胃食道逆流症是因為下食道括約肌鬆弛，進而引發逆流的疾病，但有一種疾病卻是情況完全相反，因為下食道括約肌無法鬆弛，食物不能從食道運送至胃部，而從食道逆流至口腔。

這種疾病稱之為「食道遲緩不能症」，屬於每10萬人僅1人發病的罕見疾病。

由於會不斷嘔吐與進食，所以經常和「神經性厭食症」搞混。神經性厭食症好發於年輕女性，是心理壓力所導致的疾病。

一般檢查包含哪些項目？

調查是否罹患胃食道逆流症的方法，主要有下述三種。

①**問診**

②**內視鏡檢查**

③**透過制酸劑加以診斷**

醫生一定會①問診，但是一般來說，②和③只會擇一來做。

不過，有時也會做檢查以確認「是否有其他疾病」。舉例來說，會胸痛時會做「心電圖」、有咳嗽的人會做「胸部X光檢查」。若有罹患食道癌的可能性，也會取部分組織透過顯微鏡進行「生檢」（俗稱「切片檢查」）。排除掉其他疾病的可能性之後，才會開始進行胃食道逆流症的治療。

①問診

問診是爲了調查自覺症狀的部分，在胃食道逆流症會特別重視這一環。醫生會問病人是否會胸口灼熱、有沒有溢赤酸等症狀，每個人的描述方式不同，有些人甚至會將胃痛形容成「胸口灼熱」，這也是醫生最頭痛的地方。

有時候醫生還會使用全世界通用的問診表（QUEST問診表）。除了有沒有症狀（胸口灼熱、胸痛等等）之外，還會針對飲食相關環節、胃藥服用效果、壓迫腹部產生的影響、症狀不適感的變化等等加以評分，超過6分的人就會診斷爲「胃食道逆流症」，4～5分的話爲「疑似有胃食道逆流症」。

現在就來爲大家介紹一下，在日本常用的「F-scale問診表」。

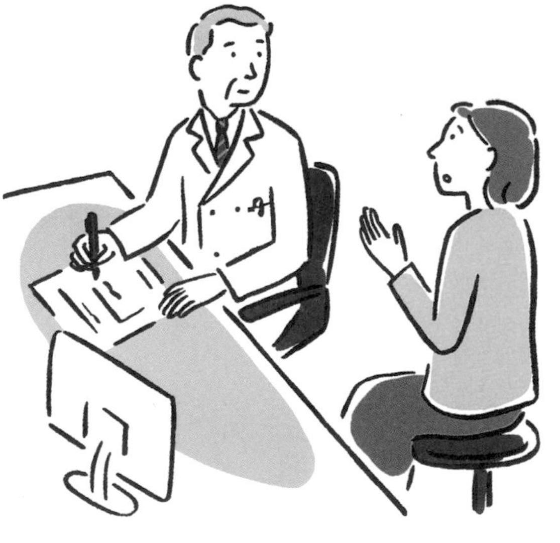

問診表範例「F-scale 問診表」

0	1	2	3	4
無	很少	偶爾	經常	總是

◎ 會胸口灼熱嗎？
（ 0 ・ 1 ・ 2 ・ 3 ・ 4 ）

◎ 會腹脹嗎？
（ 0 ・ 1 ・ 2 ・ 3 ・ 4 ）

◎ 餐後會胃部不適（胃脹）嗎？
（ 0 ・ 1 ・ 2 ・ 3 ・ 4 ）

◎ 曾經不自覺用手掌撫摸胸口嗎？
（ 0 ・ 1 ・ 2 ・ 3 ・ 4 ）

◎ 曾經在吃東西後噁心想吐嗎？
（ 0 ・ 1 ・ 2 ・ 3 ・ 4 ）

◎ 吃東西後會胸口灼熱嗎？
（ 0 ・ 1 ・ 2 ・ 3 ・ 4 ）

◎ 喉嚨會覺得怪怪（刺痛等等）的嗎？
（ 0 ・ 1 ・ 2 ・ 3 ・ 4 ）

◎ 吃東西吃到一半會覺得很飽嗎？
（ 0 ・ 1 ・ 2 ・ 3 ・ 4 ）

◎ 曾經吞東西後有噎住的感覺嗎？
（ 0 ・ 1 ・ 2 ・ 3 ・ 4 ）

◎ 曾經有苦水（胃酸）往上竄嗎？
（ 0 ・ 1 ・ 2 ・ 3 ・ 4 ）

◎ 經常打嗝嗎？
（ 0 ・ 1 ・ 2 ・ 3 ・ 4 ）

◎ 一前彎就會胸口灼熱嗎？
（ 0 ・ 1 ・ 2 ・ 3 ・ 4 ）

〔改編自 M.Kusano et al.：J Gastroenterol., 39,8888(2004)〕

＊合計超過 8 分時，即可診斷為罹患胃食道逆流症的可能性相當高。

② 內視鏡檢查

將細管由口或鼻插入，即所謂的「胃鏡」，正式名稱叫做「上消化道內視鏡檢查」（消化道意指食物從嘴巴至肛門的通道）。

藉此可診斷出有無罹患食道裂孔疝氣▲第54頁，也可以透過檢查發現消化性潰瘍或胃癌等疾病。

檢查過程大約需要10分鐘左右，依麻醉方式而異，檢查後還需要時間休息。

在日本，健保有給付，因此費用在5000日圓上下（以自付額3成爲例）。但是無症狀的人如果是爲了健檢而接受內視鏡檢查，算是「自費檢查項目」，需要全額自付。●審訂註4

除了內視鏡檢查，另外還接受「病理檢查」時，將額外加收費用。費用會視由哪個組織、採檢幾處而有所不同。舉例來說，若從喉嚨、食道、胃等不同組織採檢的話，需要3處採檢的費用。此外，有時會噴灑碘液對黏膜染色，或是照射特殊波長的光線後才容易進行影像辨識，這時候也會額外加收費用。各種費用加收下來，就算自付額3成，有些人也會花費將近2萬日圓左右。

內視鏡檢查範例

（協力：高良消化內科診所）

檢查前

◎通常需要預約。
◎內視鏡檢查前，須事先前往醫院接受血液檢查及問診。
◎如有正在服用的藥物，務必告知醫生或護理師。

檢查前一天與當天早上

【上午檢查的話】
◎前一天的晚餐須減量，並在晚上 8 點前結束進食，接下來只能喝水或茶。
◎當天早上不能吃早餐，直接出門。禁止吸菸。檢查前 2 小時內都不可以喝水。

【下午檢查的話】
早餐在早上 7 點前吃完，下午 1 點左右之後不可以再喝水。

＊糖尿病的藥當天無須服用，也不可以打胰島素。
＊吃完血壓、心臟、癲癇的藥再前往檢查。
＊不可以開車或騎自行車。

檢查步驟

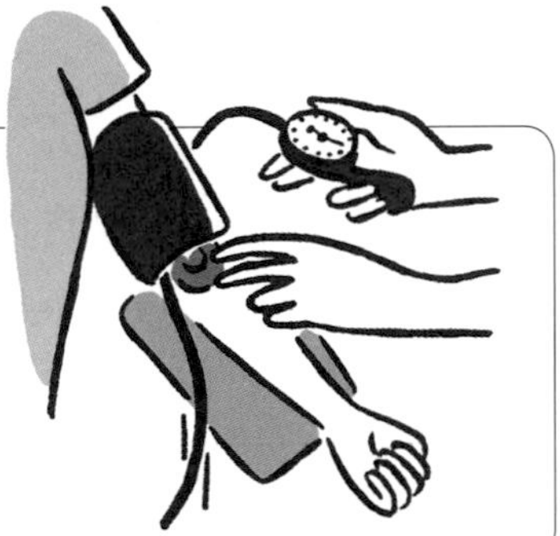

① 測量血壓

▼

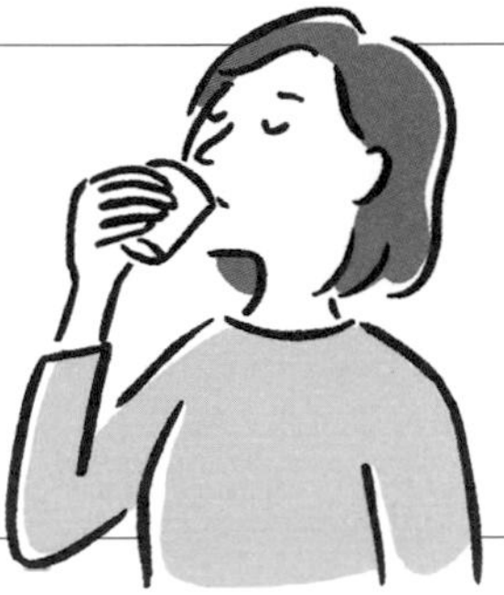

② 喝糖漿將胃部排空

▼

③ 喉嚨打麻醉（局部麻醉）

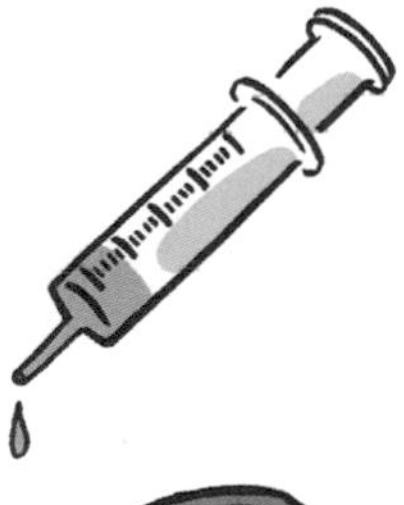

抑制嘔吐感，減輕痛苦的感覺（有時還是會覺得不舒服）。

◎用無針的注射器，將果凍狀的藥物注入喉嚨深處。
◎頭部朝上 3 分鐘，使藥物滲透喉嚨，接著再吞下去。

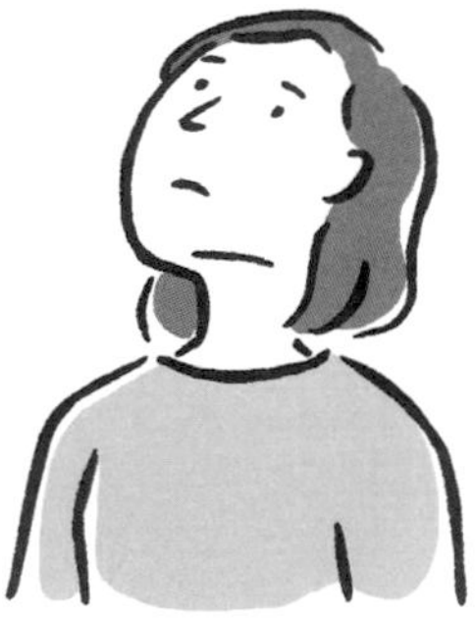

④ 注射鎮定劑

並非全身麻醉，而是「鎮定意識」，注射量不多，別人在呼喚時會有所反應，慢慢會變得愛睏。有時會血壓下降，呼吸變弱，因此在檢查期間與檢查之後，都要監控到完全恢復意識為止。

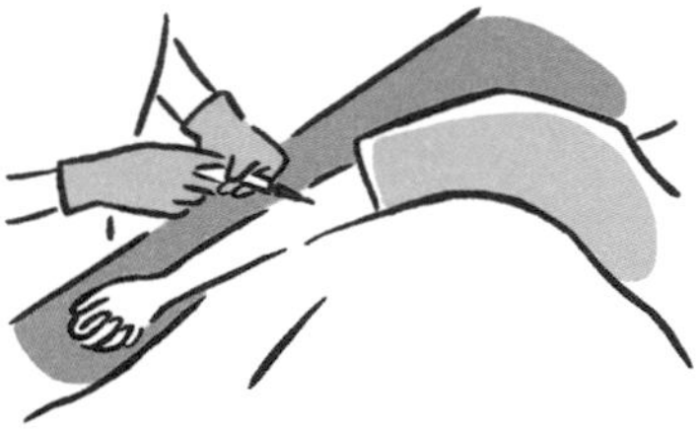

⑤ 從嘴巴插入內視鏡

◎躺在診療床上，戴上咬口器。
◎醫生會一邊觀察畫面，同時慢慢地將內視鏡伸入體內。

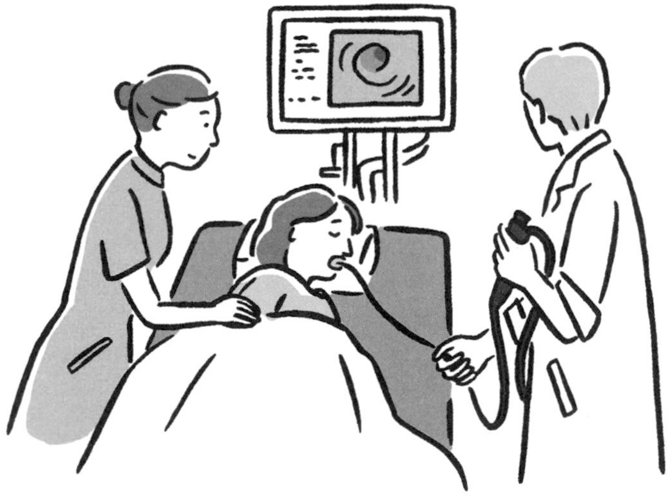

◎通過喉嚨時會感覺到異樣，但是必須將注意力放在「呼吸」上，而不要專注於喉嚨部位。從鼻子慢慢呼吸，再像嘆氣一樣吐氣。並請反覆上述動作。

◎不可以將唾液吞下。唾液分泌出來之後，直接讓唾液流到放在嘴巴下方準備好的容器裡。

檢查後

◎在診療台上休息過後，醫生會一邊看著螢幕，一邊告知檢查結果。

◎經由內視鏡檢查，如果判斷可能有幽門桿菌存在時，有時會建議受檢者進行幽門桿菌的檢查（這時可用保險給付）。● 審訂註 5

◎喉嚨麻醉在檢查後 1 小時左右就會退掉。麻醉消退之前，連水都不能飲用（因為可能會誤嚥）。

◎當天請吃好消化的食物。

應避免下述飲食

喝酒、抽菸、咖啡因、碳酸飲料、辛香料、柑橘類、炸物、極熱或極冷的食物

之後

◎內視鏡檢查過程中，為了要「生檢」而採集組織時，再前往醫院聆聽生檢的檢查結果（1～2 週後）。

「鎮定劑」的優缺點

優點	缺點
◎意識會變模糊	◎有時會失去意識
◎緩解檢查時的不安及壓力	◎有時會血壓下降
◎減少檢查時的痛苦及不適感	◎有時會呼吸變弱
◎容易重複接受檢查	◎檢查後需要暫時休息片刻
	◎當天必須禁止開車

「經口內視鏡檢查」與「經鼻內視鏡檢查」

	經口	經鼻
內視鏡直徑	直徑 8 ～ 9 公釐	直徑 5 ～ 6 公釐
嘔吐感	強烈	幾乎無感
插入時的難受感覺	明顯	不太明顯
難以呼吸的感覺	明顯	不太明顯
腹脹感	明顯	不太明顯
檢查時進行對話	無法對話	可以對話
心跳數	增加	微幅增加
血壓	稍微上升	沒什麼變化
心肌耗氧量	增加	沒有變化
影像解析度	高	低

●「經口內視鏡檢查」與「經鼻內視鏡檢查」

第162頁所介紹的，是將內視鏡由嘴巴插入的方式（經口），另外還有從鼻子插入的方式（經鼻）。

經鼻內視鏡不會碰觸到舌根部位，因此嘔吐反射（喉嚨作嘔的感覺）會比經口內視鏡輕微，內視鏡的管子細，優點是插入時也不太會有感覺（即便有些許鼻炎或過敏，也不會造成影響）。

但是，有些人還是會出現鼻子痛或流鼻血的情形。此外，經鼻內視鏡的直徑細，因此會比經口內視鏡的畫質差（雖說如此，近年來由於機器的進步，經鼻內視鏡的畫質也提升了）。

●每位醫師的診斷結果不同

遺憾的是，內視鏡的影像是由肉眼進行確認，因此每位醫師的診斷結果不盡相同。事實上，被診斷出有「黏膜病變」的人，到其他診所尋求第二意見後，也曾出現「並無異狀」的案例。

③透過制酸劑加以診斷

這種檢查方式，適用於有胸口灼熱現象、卻無法經由內視鏡檢查發現異常，以及無法進行內視鏡檢查，或是在問診時幾乎已經診斷出胃食道逆流症的時候。

會在7天的期間內，嘗試服用治療時使用的制酸劑，也就是「氫離子幫浦阻斷劑」（PPI），藉此調查症狀是否有所改善。這也稱作「PPI檢測」，倘若症狀改善了，就會認定有極高的可能是罹患了胃食道逆流症。

總而言之，就是「診斷」與「治療」同時進行的意思，又稱作「診斷性治療」。

某些醫師也會在內視鏡檢查前，進行這種診斷性治療。尤其是懷疑感染幽門桿菌時，在這種情形下不會使用PPI，而會使用其他名為「組織胺阻斷劑」的制酸劑。因為在進行內視鏡檢查前，雖然會調查有沒有感染幽門桿菌，但在檢查前服用PPI的話，幽門桿菌檢查的敏感度會變差。

如果症狀是「喉嚨有異物感」，服用制酸劑後完全沒有改善的話，有時會懷疑是喉嚨功能出問題，或是心因性的原因。

COLUMN

檢查方式不斷進化

在大型醫療院所內，還會進行下述檢查。

●24小時食道酸鹼值檢查

將pH電極藉由內視鏡定位於下食道括約肌上方邊緣5公分處，24小時內正常生活，同時檢查胃酸的逆流情形，藉此了解逆流的時間、頻率及酸度（pH）。由於會隨時記錄一整天的變化，所以還能釐清飲食、睡眠、生活習慣與逆流的關聯性，以及藥物的效果。

過去是由鼻子插入細管進行檢查，所以過程並不輕鬆，後來出現了無線型設備（將pH測定儀固定在食道黏膜，將數據傳送至記錄裝置），檢查過程不但變舒適了，還可以長時間檢測。

●24小時食道酸鹼值阻抗檢查

將設有大量電極的裝置插入食道，檢測相鄰2電極間的阻抗（電子阻抗），判斷通過食道的內容物性質（氣體、液體、混合）、移動方向（吞嚥、逆流）。也可以判斷出逆流物為胃酸或其他物質（弱酸或非酸性物質、膽汁或胰液等等）。

藉由這種檢查方式，可以區分出是因為逆流而引發症狀的「非糜爛性胃食道逆流症」，或是並非逆流卻會引發症狀的「功能性胸口灼熱」。

這種檢查在掌握逆流症狀方面，算是精確度最高的檢查方式。

日本人多數皆屬「輕症」

根據檢查結果加以診斷，並決定治療方式

多數時候，都會透過問診與內視鏡檢查進行診斷。只要確診爲「胃食道逆流症」，就會視症狀開立處方箋，或是指導病患如何改善生活。經過一段時間之後再接受檢查，並依照症狀改善情形，檢討接下來的治療方式。

對於吃藥後還是會出現症狀的人，也有可能是「心理因素的影響較大」，或是「食道運動功能障礙」、「知覺敏感導致胃酸以外的物質逆流引發症狀」、「罹患名爲嗜伊紅性食道炎的特殊食道炎」等情形，或許需要到專科醫院接受精密檢查。

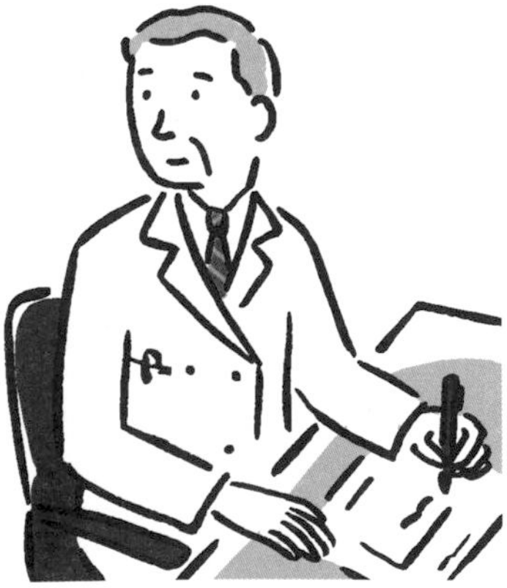

醫生告知「診斷結果」太敷衍？

胃食道逆流症的嚴重程度，可分成輕症至重症。嚴重程度會依照發炎症狀進行到何等程度，或是透過內視鏡檢查結果加以判定。

第172～173頁的表格，稱為「洛杉磯分類標準修改版本」。全世界通用的「洛杉磯分類標準」，分成A～D四級●審訂註6，但在日本，多數輕症患者皆不屬於這四級，因此我們追加了N與M級，以六級作為評定標準（但在日本超過80歲以上的患者，屬於D級的人數愈來愈多）。N代表正常，M代表最低限度，這兩種等級都可歸類為「非糜爛性胃食道逆流症」▲第38頁。

進展到C級或D級後，有時還會出血。尤其是高齡者，或是罹患糖尿病及膠原病的人，如果再加上有酗酒習慣，出血情形似乎都會增加。

只不過在現實狀態下，醫生很少會向患者表明「你屬於哪一等級」，即便為非糜爛性胃食道逆流症，多數醫生都只會告知患者：「你得了逆流性食道炎囉！」

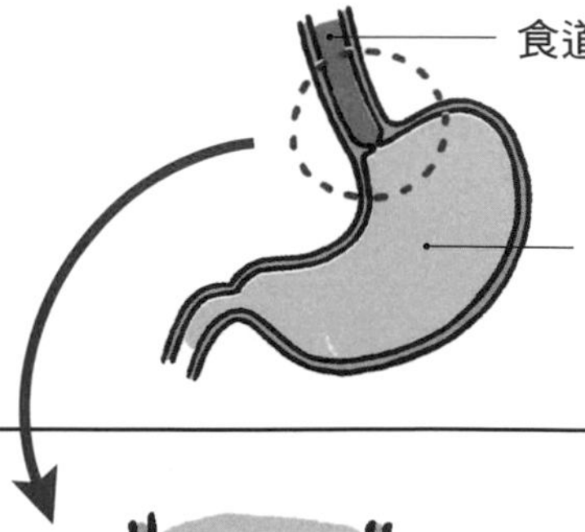

N級

經由內視鏡檢查看不出
有什麼特別的變化

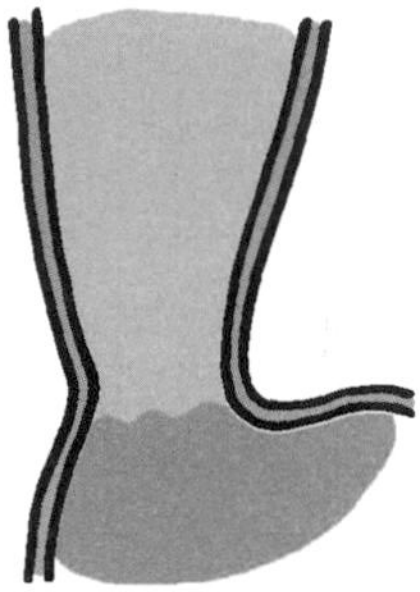

M級

色調有所不同

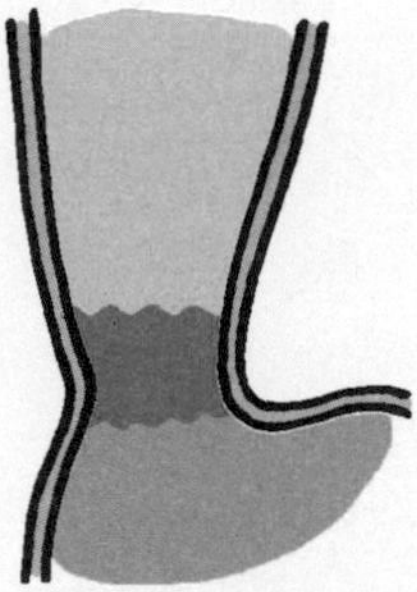

A級

長軸不超過5公釐的黏
膜損傷，出現在局部黏
膜的皺摺

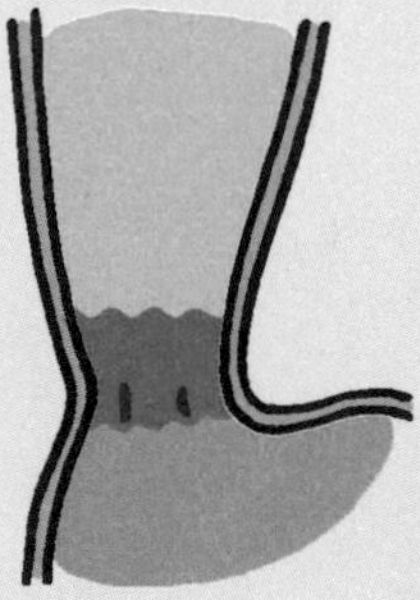

胃食道逆流症的分類標準（引用自「洛杉磯分類標準修改版本」）

B 級

最少有 1 處的黏膜損傷達 5 公釐以上，但是並未連續

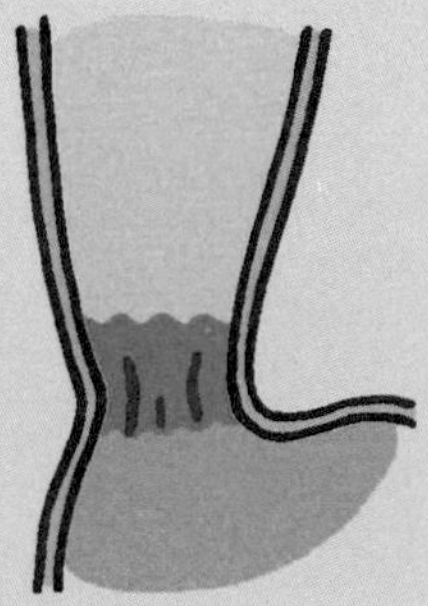

C 級

最少有 1 處的黏膜損傷，連續遍布在好幾處皺摺上，但是並非全周性（環繞內壁一周）

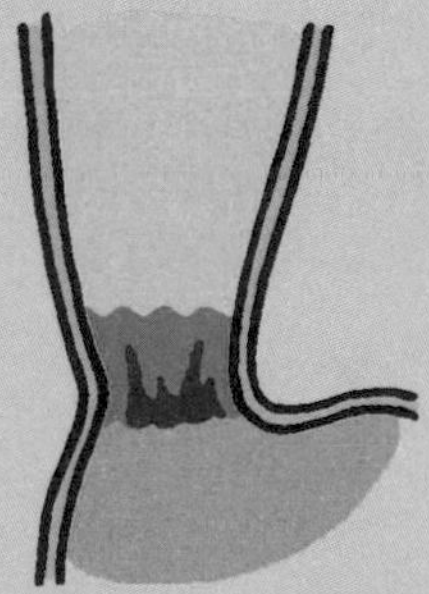

D 級

出現全周性黏膜損傷（80 歲以上患者居多）

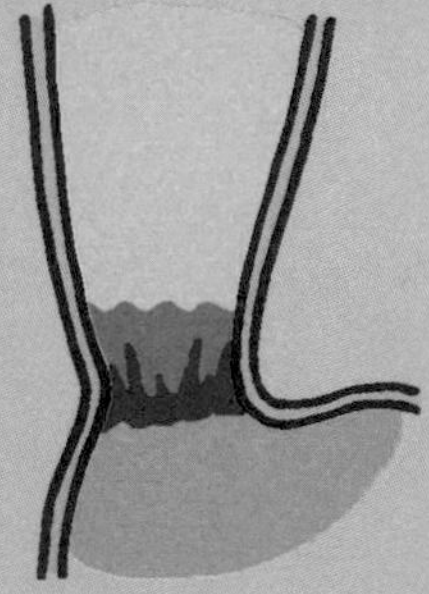

COLUMN

自覺症狀與檢查結果未必符合

患者本身的自覺症狀，與檢查後的嚴重程度，未必會出現一致的現象。

有些人完全沒有任何症狀，食道卻發炎了，有的甚至已經演變成巴瑞特氏食道。反之，深受溢赤酸等症狀所苦，一直以為程度很嚴重，沒想到檢查結果卻是M級的例子也不在少數。

發炎了卻毫無症狀的人，通常在高齡者身上有增加的傾向。發炎已經相當嚴重，但卻少見胸口灼熱等典型症狀，只有咳嗽這類症狀比較明顯的案例，也是高齡者占了多數（反之，沒發炎的非糜爛性胃食道逆流症，年紀愈大的患者，出現胸口灼熱症狀的人愈多）。

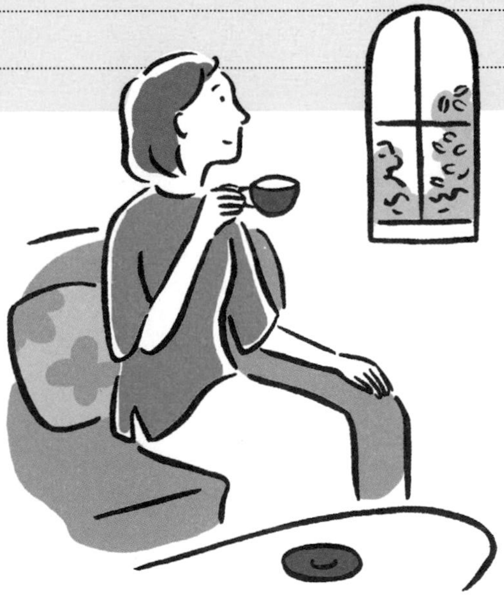

第5章

了解治療方式

胃食道逆流症治得好嗎？

這種病不容易治好又容易復發

如果是極輕症的胃食道逆流症▲第36頁，服用標準用量的藥物，幾乎百分之百的人都治得好。整體來說，服用藥物後，**約8成的逆流性食道炎患者、約5成的非糜爛性胃食道逆流症患者，症狀都能獲得改善**。

很遺憾的是，這種疾病容易復發，也不易根治，因爲無法藉由藥物防止逆流症狀發生。因此，縱使症狀暫時消失了，完全不吃藥之後，絕大多數的人都會復發。依據調查結果顯示，吃藥改善症狀後如果停止服藥，在6個月內，有82％的人症狀都再次發作了。持續吃藥，才能減少發炎的原因，改善症狀。

如能控制症狀，QOL就能回復到健康人士的標準。所以，醫師們進行治療的目的並非

「治癒胃食道逆流症」，而是「改善症狀同時改善QOL」、「預防重症患者發生合併症」。

「預防合併症」也是治療目的之一

如果是重症患者，再三復發之後，有時會出現合併症▲第68頁。

例如「貧血」、「出血」、「食道狹窄」等等，嚴重的話，還會從巴瑞特氏食道演變成「食道腺癌」。尤其「胸口灼熱現象嚴重且超過20年的人」，很容易罹患食道腺癌。

預防這類型的合併症，也是治療的目的之一。

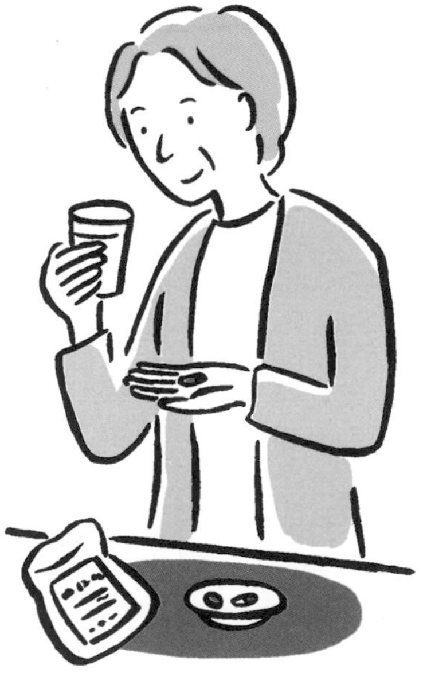

三種主要的治療方式

治療胃食道逆流症，共有①**生活改善**、②**藥物療法**、③**手術**這幾種方式。

①生活改善

大部分的人都有一些會引發逆流的生活習慣。檢討這方面的習慣，就能使症狀改善（參閱第2章）。

只不過，單靠檢討生活習慣的效果並不顯著，所以才會要求患者**服用藥物，同時努力改善生活習慣**，這樣才會見效。

②藥物療法

「治療」時，基本上都需要吃藥。

藥物分成很多種類型，包含「抑制胃酸分泌▲第51頁，減少逆流量的藥物」、「降低胃酸酸度▲第50頁 的藥物」、「幫助胃食道蠕動運動的藥物▲第55頁」、「保護食道黏膜的藥物」等等，每種藥物的效果各異，但是都不是抑制逆流情形發生的藥物。

在藥物療法當中，通常列爲優先選項的藥物，是抑制胃酸分泌的「氫離子幫浦阻斷劑」（PPI）。

③手術

在日本並不盛行，但是對於「藥物療法＋生活改善」仍不見成效的重症患者，有時就會建議動手術。除此之外，也有人會因爲不想長期吃藥，而接受手術。●審訂註7

在歐美地區，通常會建議患者動手術，避免一年到頭一直吃藥。事實上，在美國，一年通常會進行2萬件胃食道逆流症的手術，雖然在日本每年僅有數百件，但是今後可能會日漸增加。

目前以「腹腔鏡胃底摺疊術」爲主流，因爲傷口小，術後疼痛少，住院天數短。

藥物基本上都是「抑制胃酸分泌」

最初拿到的處方箋都是胃酸抑制劑

大部分的人，最初拿到的處方箋，都是抑制胃酸分泌的胃酸抑制劑。

- **氫離子幫浦阻斷劑（PPI）**
- **組織胺阻斷劑**

這兩種胃酸抑制劑，效果較為顯著的是PPI。PPI除了能抑制食道發炎之外，對於「非心因性胸痛」▲第31頁，以及「胃食道逆流症合併氣喘（非單純氣喘）且會在晚上出現症狀的人」，都非常有效。

ＰＰＩ和組織胺阻斷劑都有好幾種可供使用，醫師會從價格低、抑制胃酸分泌效果較差的藥物開始嘗試，視患者的狀態再改用其他種類的藥物，或是調整用量。

「初期治療」為期4～8週

起初的一般作法是每天服用氫離子幫浦阻斷劑（ＰＰＩ），爲期4～8週左右，這段過程稱作「初期治療」，有些時候也會使用組織胺阻斷劑。

如爲輕症，初期治療後症狀就會好轉。使用ＰＰＩ治療後，80～90％的人症狀都會有所改善；使用組織胺阻斷劑治療的人，則有40～70％的人症狀都獲得了改善。

初期治療後仍看不出效果的話，會增加藥物用量，或是改用其他藥物、併用「促進消化道蠕動藥物」等等，再持續服藥。反之，有時也會減少藥物用量，例如每週僅服藥2次。

初期治療後，即使仍有自覺症狀或輕度發炎，只要不會對日常生活造成影響，就會停止用藥。

「胃酸抑制劑」的功效

氫離子幫浦阻斷劑（PPI）

胃酸是化學物質「乙醯膽鹼」、「組織胺」、「胃泌素」等等，與位於胃黏膜細胞的「受體」結合後，才會分泌的一種東西。

另一方面，胃壁的細胞膜存在一種稱爲「氫離子幫浦」的分子。乙醯膽鹼、組織胺、胃泌素等化學物質，會集結在這些氫離子幫浦，最後才會導致**氫離子幫浦分泌出胃酸**。

因此，**只要阻礙氫離子幫浦發揮功能，就能抑制胃酸分泌**。而PPI會附著在這些氫離子幫浦上，阻礙氫離子幫浦發揮功能。

服用之後，約24小時就能抑制胃酸過度分泌。

●新藥「Vonoprazan」效果最強

２０１５年上市的Vonoprazan（產品日文名稱：タケキャブ®），研究顯示效果比過去的ＰＰＩ更好。

氫離子幫浦會在分泌胃酸之際，吸收鉀離子。而Vonoprazan能阻礙鉀離子的吸收，使氫離子幫浦不會分泌出胃酸〔也稱作「Potassium-Competitive Acid Blocker」（P-CAB）〕。與過去ＰＰＩ在分泌出胃酸的階段，附著在氫離子幫浦的作用不同，因此效果會更快顯現。

Vonoprazan屬於強鹼性，因此在胃酸中也能穩定且長時間地抑制胃酸分泌；而且每個人使用後的效果，都不會出現太大差異。

PPI的運作機制

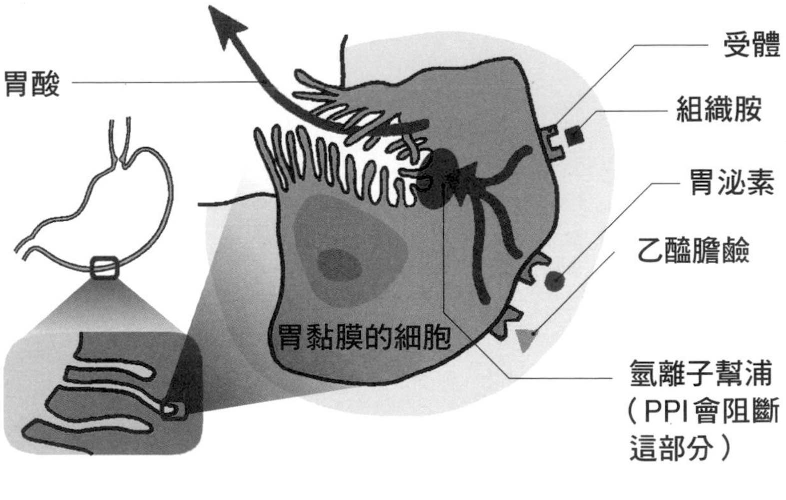

通常1天服用1次，最多服用4週，但是成效不明顯時，有時會延長至8週。針對反覆復發的情形，藥量會從20毫克（mg）減少至10毫克，1天服用1次，效果不明顯的話，有時會再回復成之前的用量。

雖然效果無庸置疑，但是價格昂貴，因此醫師一開始都會從價格低、效果較差的Rabeprazole（產品日文名稱：パリエット®），或是Lansoprazole（產品日文名稱：タケプロン®）等藥物開始使用，看不出效果時，多數會改用Vonoprazan。●審訂註8

●對於非糜爛性胃食道逆流症比較難見其效

從胃部逆流至食道的不只有胃酸而已，像是非糜爛性胃食道逆流症▲第40頁，**逆流物多為非酸性或弱酸性物質（從十二指腸分泌出來的膽汁或胰液）**，因此在服用PPI之後，逆流的酸液雖然減少了，相對酸液以外的逆流物比例就會增加。而且很遺憾的是，酸液以外的逆流物，也會引發相同症狀。

所以，胃酸以外的逆流物比例較高的非糜爛性胃食道逆流症患者，與逆流性食道炎的人相較之下，通常會出現PPI效果差的傾向。

●PPI不易見效的「PPI抵抗性胃食道逆流症」

約有15%的胃食道逆流症患者，屬於「**PPI抵抗性胃食道逆流症**」，**即為服用8週標準用量的PPI後，還是無法治好食道發炎現象，或是症狀沒有改善**。無論是逆流性食道炎，或是非糜爛性胃食道逆流症，都會出現這種情形，分別稱為「PPI抵抗性逆流性食道炎」（PPI抵抗性GERD），與「PPI抵抗性非糜爛性胃食道逆流症」（PPI抵抗性NERD）▲第39頁。

▼PPI抵抗性逆流性食道炎

增加1天的服用次數與1次的用量後，就能看出效果。如果是服用一般用量卻不見成效的重症患者，1天2次共8週時間的醫療費用，保險都會給付。●審訂註9

▼PPI抵抗性非糜爛性胃食道逆流症

逆流物多數為非酸性、弱酸性物質，且會逆流至食道上方時，就算是出現症狀了。會因為酸液以外的逆流物出現症狀，都是食道黏膜知覺敏感的關係。除了PPI，再併用「促進消化道蠕動藥物」後，症狀就能獲得改善。

組織胺阻斷劑

組織胺▲第182頁是和胃酸分泌格外有關係的化學物質。另外，會在胃黏膜的細胞阻礙「組織胺受體」吸收組織胺，抑制胃酸分泌的，就是「組織胺阻斷劑」。

由於抑制胃酸分泌的效果比PPI來得差，所以必須長期服用時，有時就會選擇吃組織胺阻斷劑。尤其患有慢性病或過敏的人，因爲某些原因無法使用PPI，醫師就會開立組織胺阻斷劑作爲處方箋。

只不過，也有一些意見指出，會出現血小板減少等等的副作用。

2種胃酸抑制劑的差異

	氫離子幫浦阻斷劑（PPI）	組織胺阻斷劑
	在胃酸分泌 最後階段阻礙 「氫離子幫浦」	對抗胃黏膜上 胃壁細胞的 「組織胺受體」
胃酸抑制力	強	比 PPI 差
效果	白天	夜間
投藥天數	初期治療需要 8 週時間	無限制
服用次數	1 天 1 次	1 天 2 次
幽門桿菌的檢查結果	有影響	無影響

COLUMN

極為罕見的胃酸抑制劑副作用

雖然非常罕見，但是有些人還是會出現下述的副作用，症狀會依藥物種類而異。

◎「PPI」的副作用

· 腹瀉	· 白血球減少	· 腹脹感
· 食道炎	· 噁心	· 軟便
· 味覺異常	· 發癢	· ALT上升
· 起疹子	· 念珠菌感染症	· AST上升
· 過敏	· 貧血	· 便祕
· 口渴	· 血小板減少	· AIP上升
· 蕁痲疹	· 白血球增加	· LDH上升
· 肝功能異常 等等		

◎「組織胺阻斷劑」的副作用

· 便祕	· 暈眩	· 起疹子
· 憂鬱	· 痙攣	· 休克
· 白血球減少	· 再生不良性貧血	· 可逆性錯亂狀態
· 腹瀉	· 心跳過慢	· 過敏性反應
· AIP上升	· 心跳過快	· 顆粒性白血球缺乏症
· 泛血球減少	· 房室傳導阻滯	· 肝功能異常 等等

word

氫離子幫浦阻斷劑（PPI）

胃食道逆流症的優先選擇用藥，PPI為proton pump inhibitor的簡稱。初期治療時，大多會選擇下述①～④的其中一款藥物。於早餐30～60分鐘前服用（最多服用8週）。

① Omeprazole（オメプラール®錠劑或オメプラゾン®錠劑20毫克）1錠
② Esomeprazole（ネキシウム®膠囊20毫克）1顆
③ Lansoprazole（タケプロン®膠囊／OD錠劑30毫克）1錠
④ Rabeprazole（パリエット®錠劑10毫克）1錠

◎ PPI 的藥物範例

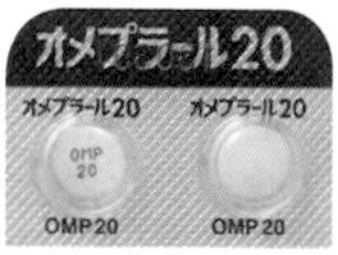

オメプラール®
（阿斯利康製藥）

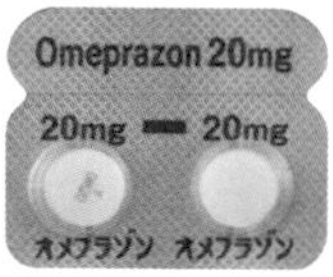

オメプラゾン®
（田邊三菱製藥）

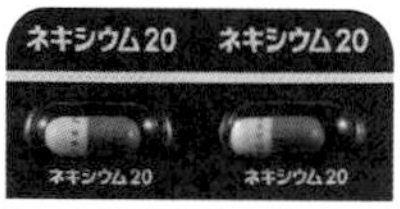

ネキシウム®
（阿斯利康製藥）

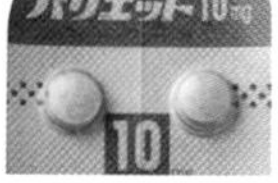

パリエット®
（EA Pharma）

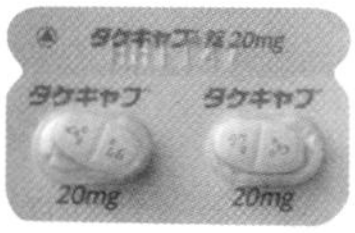

タケキャブ®
（武田製藥）

＊ 同一種藥物也有分成錠劑或膠囊，以及5毫克、10毫克、20毫克、30毫克等不同種類。

用於胃食道逆流症的治療藥物① 胃酸抑制劑

分類	一般名稱（有效成分）	產品名稱（製藥公司）
氫離子幫浦阻斷劑（PPI）	Omeprazole	オメプラール®（阿斯利康製藥） オメプラゾン®（田邊三菱製藥）
	Lansoprazole	タケプロン®（武田製藥）
	Rabeprazole	パリエット®（EA Pharma）
	Esomeprazole	ネキシウム®（阿斯利康製藥）
	Vonoprazan ● 審訂註 10	タケキャブ®（武田製藥）
組織胺阻斷劑（H_2-block）	Famotidine	ガスター錠®（LTL Pharma）
	Ranitidine	ザンタック®（GSK）
	Cimetidine	タガメット®（大日本住友製藥）
	Roxatidine	アルタット®（ASKA 製藥）
	Nizatidine	アシノン®（善利亞新藥工業）
	Lafutidine	プロテカジン®（大鵬藥品）

＊在日本，同時併用 PPI 與組織胺阻斷劑時，基本上保險不會給付。

除了「胃酸抑制劑」之外可使用的藥物

在同時併用胃酸抑制劑的情形下，醫師有時也會開立下述處方箋。

●促進消化道蠕動藥物

「促進消化道蠕動藥物」，可使狀態變差的蠕動運動有所改善，具有改善「食道蠕動運動」▲第48頁並將逆流後的胃液排出至胃部的作用，以及改善「胃部蠕動運動」促進胃部排出至腸道的作用。

醫師針對重症患者都會開立這項處方箋，同時併用ＰＰＩ後，症狀即會好轉。

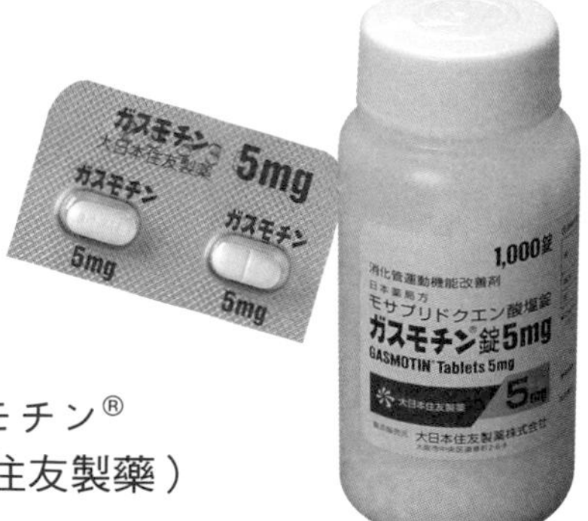

ガスモチン®
（大日本住友製藥）

●黏膜保護劑

「黏膜保護劑」（藻酸鹽）會覆蓋在食道黏膜上，藉此保護食道，避免受到逆流上來的胃液侵蝕。另外，還能抑制胃酸逆流，最後可使症狀有所改善。

只不過，發揮效果的時間短暫，1天需要服用4次以上，因此並不適合症狀嚴重者使用。絕大多數都會與抑制胃酸的藥物一同服用。

雖然副作用少，有時還是會引發便祕或腹瀉。

●制酸劑

「制酸劑」（胃酸中和劑）可發揮中和胃酸的作用。

具有速效性，約30分鐘即會從胃部排出，因此輕症患者出現症狀時，一般都會用作輔助性藥物。

在副作用方面，有時會引發便祕或腹瀉。

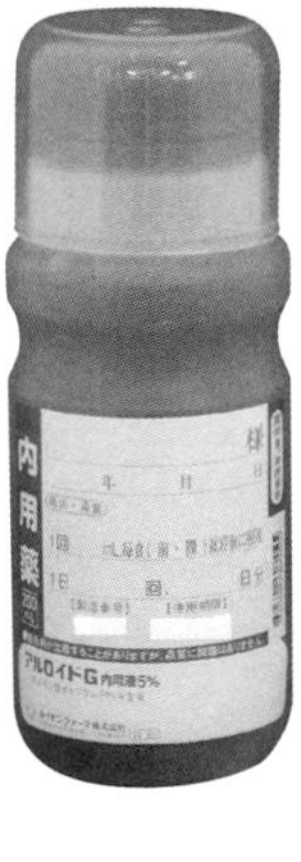

アルロイド®G藥水5%
（改源製藥株式會社）

● 中藥

有些時候也會使用中藥，不過單獨開立中藥作爲處方箋的情形並不常見。

▼六君子湯

用來治療腸胃功能不佳、食欲不振、胃痛、嘔吐的中藥，與PPI併用之後，可以改善症狀。

患有PPI抵抗性胃食道逆流症▲第185頁的人，將PPI與六君子湯併用之後，與服用2倍PPI用量時的效果一樣。

根據數據顯示，這種中藥對於非糜爛性胃食道逆流症的男性患者，效果格外明顯。

用於胃食道逆流症的治療藥物範例② ●審訂註11

分類	一般名稱（有效成分）	產品名稱（製藥公司）
促進消化道蠕動藥物	Mosapride	ガスモチン®（大日本住友製藥）
黏膜保護劑	Sucralfate Hydrate	アルサルミン®（中外製藥）
黏膜保護劑	Sodium Alginate	アルロイド®G（改源製藥株式會社）
制酸劑	Aluminium hydroxide、Magnesium hydroxide	マーロックス®（賽諾菲）
蛋白分解酵素抑制劑	Camostat mesilate	フオイパン®（小野藥品）

▼半夏厚朴湯

心情鬱悶，喉嚨卡著異物感覺不舒服時，以及咳嗽、聲音沙啞等等，都會使用這款中藥。

對於喉嚨有異物的非糜爛性胃食道逆流症患者，有些醫師也會使用這款中藥。

●蛋白分解酵素抑制劑

「蛋白分解酵素抑制劑」會抑制消化酵素發揮作用，主要用於術後食道炎▲第200頁的患者身上。

COLUMN

「市售成藥」僅暫時有效

市售的「腸胃藥」可抑制胃酸分泌、中和胃酸，一般人都會用來解決胃酸過多導致的胸口灼熱及打嗝的問題。這類市售成藥只是用來暫時改善症狀，並無法治好逆流性食道炎。發炎時，即便吃成藥暫時將症狀壓制下來，沒多久又會復發。想要治療胃食道逆流症，還是需要依照醫生開立的處方箋服藥。

需要長時間治療時

持續服藥的「維持療法」

很遺憾，重症患者單靠初期治療，通常並不容易治癒。而且嚴重發炎時，縱使症狀緩解了，只要一停藥，一定又會「復發」，還可能演變成食道狹窄▲第68頁、巴瑞特氏食道▲第73頁、食道腺癌▲第76頁等疾病。所以，**重症患者在自覺症狀及發炎現象改善之後，仍然需要持續服藥**，這就是所謂的「維持療法」。

即便是發炎症狀輕微的人，停藥後再次出現不適症狀時，都可以考慮採取維持療法。

維持療法有時會持續數年甚至數十年之久，也有一些人經由生活改善與服藥後，發炎現象便消失了。

採用維持療法時，處方箋中的**ＰＰＩ可使症狀維持在治癒的狀態，並具有抑制食道再次**

發炎的效果。藥物療法的時間拉長時，有時並不會使用PPI，而會改用**組織胺阻斷劑**。

PPI和組織胺阻斷劑同爲胃酸抑制劑，雖然PPI的效果較強，但也無法忽略其可能出現的副作用。

●需要時治療

症狀暫時消失後，由醫師開立處方箋，告知患者「想服藥時再服用即可」，這就是所謂的「需要時治療」。依照患者自己的判斷，在出現症狀時，或是感覺好像出現症狀時，再開始吃藥，且於症狀消失後停藥，也就是**視患者個人需要**服藥的治療法。

對於經過PPI初期治療已見成效的非糜爛性胃食道逆流症，以及逆流性食道炎輕症的患者，都會考慮採用PPI的需要時治療。

使用的藥物種類不同，在效果及費用上也會出現差異。

COLUMN

長期服用PPI後的副作用未經證實

正因為PPI抑制胃酸的效果佳，用於維持療法長期服用，胃液會維持在酸度低的狀態，無法完全免除罹患「消化道感染症」的可能性。

還可能因為鈣質吸收障礙，導致「股骨頸骨折」，甚至會引發「腹瀉」，有些人還會出現氧化鎂瀉藥不易見效的情形。

再者，有時也會出現所謂「白色扁平隆起」的息肉。本來長息肉就不會有自覺症狀，不過癌化的危險性很低。

研究還指出，女性長期服用之後，有可能會罹患「骨質疏鬆症」。

不過，長期服用PPI，經過10年、20年之後將出現哪些影響，目前仍無法證實。

「手術」也是選項之一

胃酸抑制劑，算是「抑制胃酸分泌的手段」，**手術則是「防止逆流的手段」**。

從歐美的數據中發現到一點，比起服用藥物的維持療法，針對因胃食道逆流症引發的睡眠障礙、呼吸系統症狀、胃酸及膽汁的逆流、黏膜病變這方面的改善程度，手術會更加理想。因此在歐美地區，對於重症患者大多會建議動手術，在日本今後可能也會有愈來愈多人接受手術治療。

●何時該動手術

服藥後也沒效，以及年輕人不想長年一直服藥時，或是食道裂孔疝氣很大時，都會考慮動手術。

尤其「PPI抵抗性胃食道逆流症」▲第185頁更是適合動手術。

●從「開腹手術」進步到「腹腔鏡手術」

從前以傷口大的開腹手術為主流，近年來通常都是做腹腔鏡手術，不但傷口比開腹手術小，又不會對身體造成太大負擔。同樣都是將器具從腹部插入，使用的卻是內視鏡，因此疼痛減少，住院天數也縮短了。有些案例只需要住院3天，大約花費20萬日幣（自付額3成）。●審訂註12

腹腔鏡手術（胃底摺疊術）

用胃部將食道下方包覆起來，屬於需要外科醫師熟練技巧、全身麻醉的外科手術。

① 如果有食道裂孔疝氣，可以修復疝氣（讓跑到胸腔內的胃回到腹腔內，將擴張的食道裂孔縫合縮小）。

② 將胃部捲繞在食道上。主要有兩種手術方式。

Nissen 式 胃底摺疊手術	・將胃部360度捲繞在食道的固定位置上（全周性） ・相較於可防止逆流的Toupet式胃底摺疊手術，費用更昂貴
Toupet式 胃底摺疊手術	・以食道後方為主，捲繞上三分之二圈左右 ・適合用來防止術後的吞嚥障礙與腹脹感

◎Nissen 式胃底摺疊手術

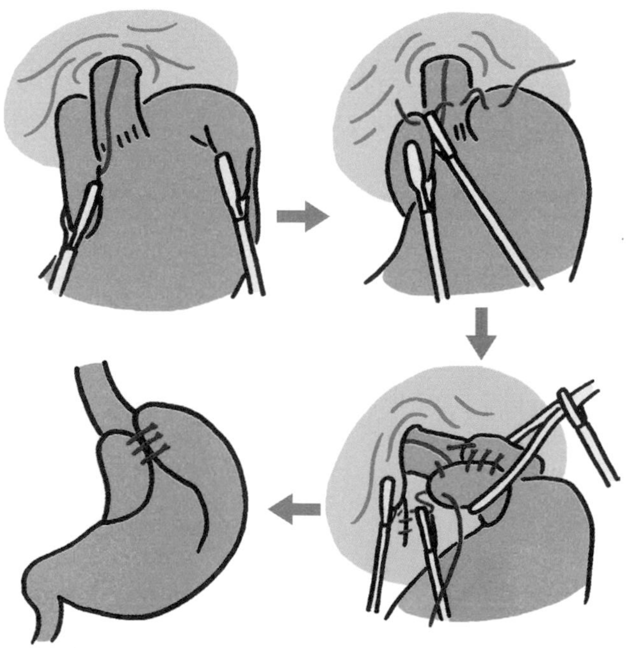

技術進步的「內視鏡治療」

近年來，也會透過經口內視鏡進行治療。有助於改善症狀，減少PPI用量。

目前已經摸索出許多使用內視鏡進行治療的方法，主要共有3種方法。第1種是在賁門攔阻逆流，製造「皺摺」（皺襞）的方法；第2種是讓下食道括約肌的區域熱變性的「燒灼法」；第3種是在下食道括約肌的區域注入異物的「局部注射法」。

●新型態內視鏡治療（EsophyX™）

現在還出現了沿著內視鏡從嘴巴插入，到食道與胃的界線製造「防逆流閥」，新型態的內視鏡治療胃底摺疊手術。EsophyX™就是最具代表性的手術，公認效果最佳，但是在日本，保險並不給付。●審訂註13

治療「術後食道炎」可能得吃更多藥

全胃切除手術後，十二指腸液逆流會增加

有人在**切除食道或胃之後，會罹患食道炎**，稱作「術後食道炎」。胃切除後的術後食道炎，多數似乎都是在術後一年內發生。

「食道癌」手術後會引發術後食道炎，是因為防止逆流的賁門部位也切除掉的關係。

因「胃癌」手術切除掉幽門（胃部連結十二指腸的末端部位）時，大多會將剩餘的胃與十二指腸連接起來，因此容易發生來自十二指腸的逆流。逆流物當中也會內含十二指腸液（膽汁及胰液），酸液的分泌量會視手術後殘留胃部的大小而異，因此有些案例服用PPI後效果不彰。尤其全胃切除手術後，單純十二指腸液的逆流，也會造成發炎。只不過，症狀逐漸減少的情形也不在少數。

藥物治療

在術後食道炎的治療方面，除了使用胃酸抑制劑之外，也會使用促進消化道蠕動藥物▲第190頁、蛋白分解酵素抑制劑▲第193頁、黏膜保護劑▲第191頁等藥物。

手術

治療術後食道炎時，有時也會動手術進行治療。術後食道炎的手術，共有①類似胃底摺疊術的防逆流手術、②減酸手術、③十二指腸液分離等等，接受③的案例較多。

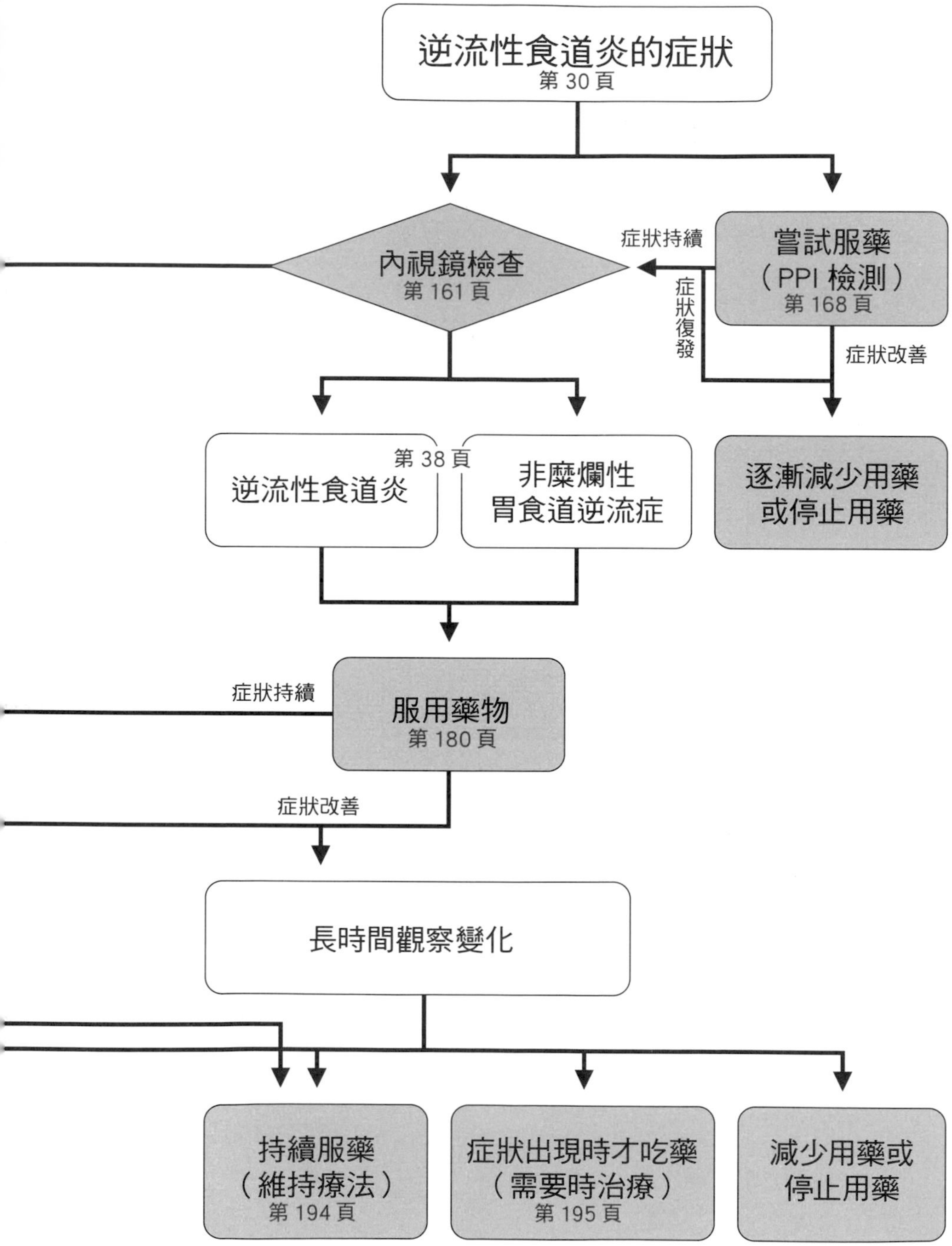
逆流性食道炎的症狀
第 30 頁
內視鏡檢查
第 161 頁
症狀持續
嘗試服藥
（PPI 檢測）
第 168 頁
症狀復發
症狀改善
第 38 頁
逆流性食道炎
非糜爛性
胃食道逆流症
逐漸減少用藥
或停止用藥
症狀持續
服用藥物
第 180 頁
症狀改善
長時間觀察變化
持續服藥
（維持療法）
第 194 頁
症狀出現時才吃藥
（需要時治療）
第 195 頁
減少用藥或
停止用藥

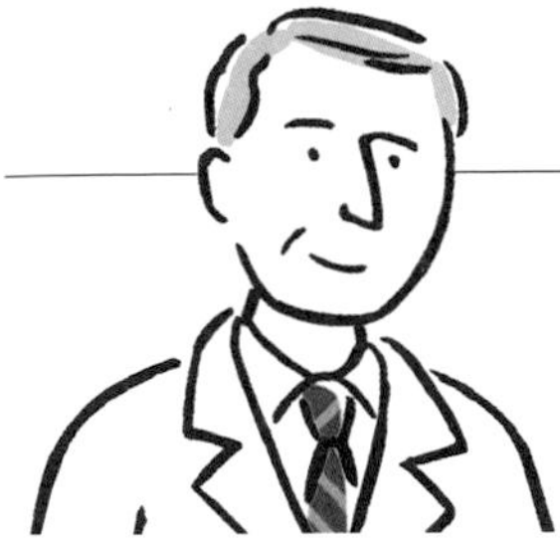

本章內容彙整如下……

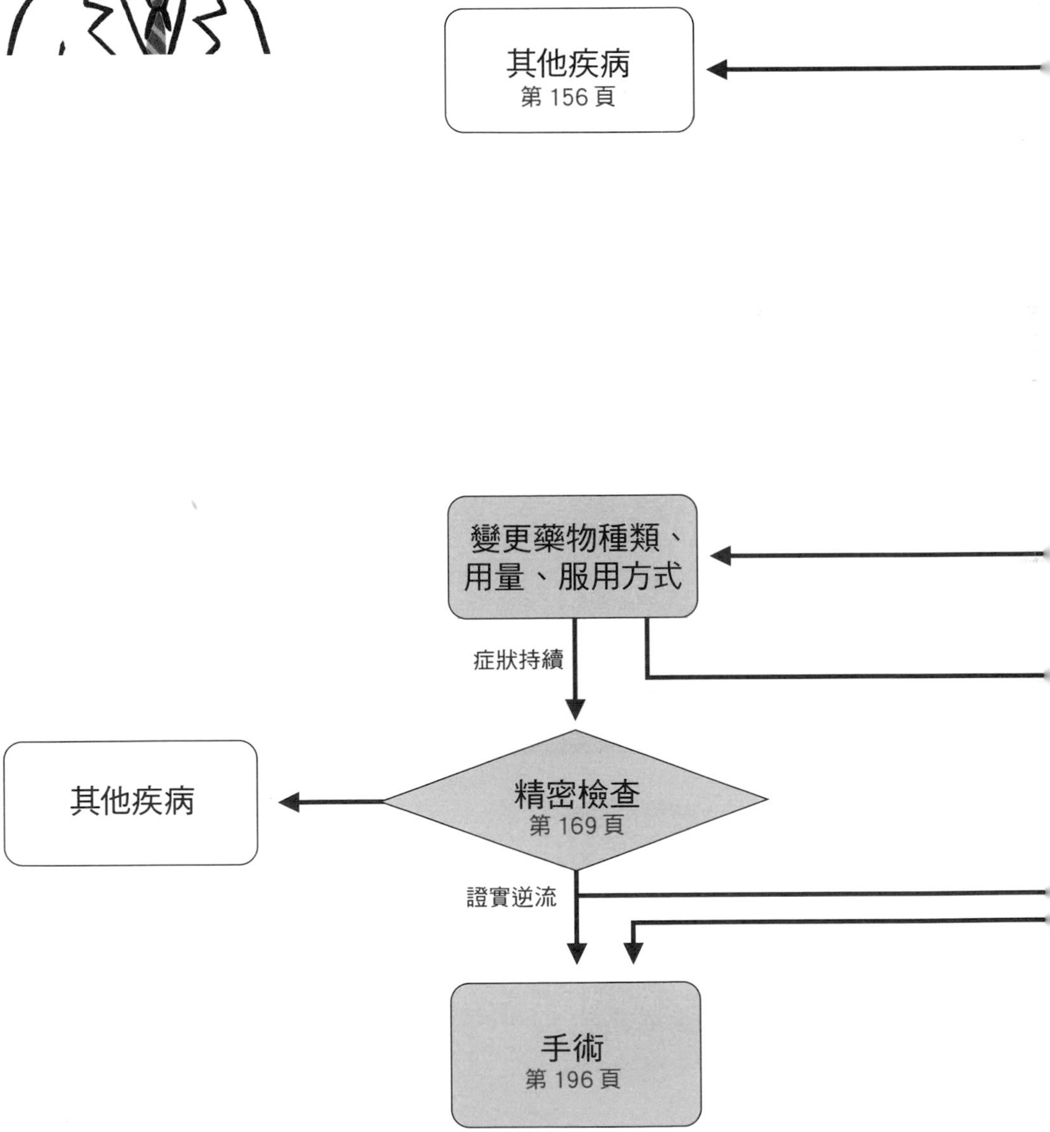
其他疾病
第 156 頁
變更藥物種類、用量、服用方式
症狀持續
其他疾病
精密檢查
第 169 頁
證實逆流
手術
第 196 頁

有點小病反而能夠長壽

感謝大家堅持看到最後。

胃食道逆流症，雖然說不定得終生對抗，也可能是一輩子必須時時警戒的疾病，但是也沒必要因此感到憂煩。

日本有句俗話說：「一病息災」，意指身患某種慢性病的人，反而會注重身體健康。

相信大家都發現到一點，本書介紹的生活改善方式與活動身體的方法，正是所有罹患生活習慣病的人都很適合採用的作法。換言之，在日常生活中如果能避免胃食道逆流症惡化，也就能預防及改善生活習慣病，進而預防重大疾病。或許無法超越「無病息災」的境界，但是與一種疾病和平共處，還是能夠擁有比常人更健康的生活。

再說，胃食道逆流症仍處於研究階段，原因眾說紛紜，有許多環節，連專家也尚未釐清。也就是說，今後眾多疑問將會一一被解釋。幾年前研發出了優異的新藥，更加安全且精確的手術方法也不斷推陳出新。相信不久的未來，在這個領域，患者將可以接受更進一步發展的治療。

由衷希望大家將「一病息災」這句話銘記於心，別讓疾病蝕損了心靈，請樂觀地繼續向前邁進。

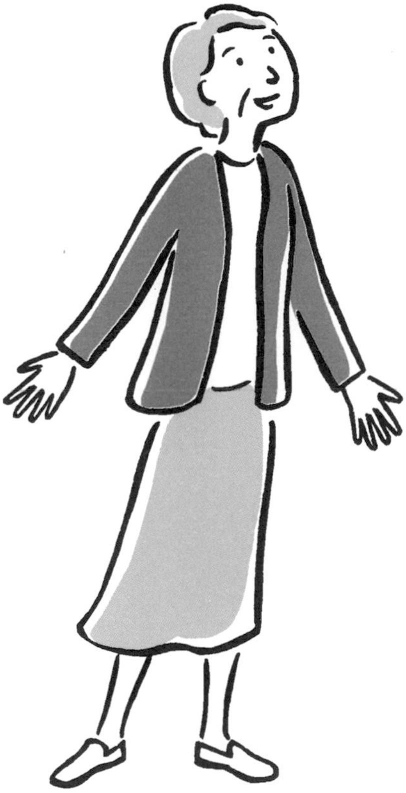

主要參考資料

《胃食道逆流症（GERD）診療指南 2015》（修訂第2版）日本消化系統疾病學會（南江堂）

《胃食道逆流症（GERD）患者及家屬專用指南》日本消化系統疾病學會（南江堂）

《消化系統疾病診療大全（生涯教育系列83）》（日本醫師會）

《功能性食道疾病——GERD與功能性食道障礙》木下芳一編輯（最新醫學社）

《胸口灼熱、喉嚨有異物感、胸痛　逆流性食道炎》星原芳雄監修（NHK出版）

《逆流性食道炎靠自己來預防》大谷義夫監修（扶桑社）

WAKASA夢MOOK《逆流性食道炎　食道裂孔疝氣　胃食道逆流症不再來！胸口、喉嚨灼熱體質克服大全》（Wakasa Publishing, Inc.）

【官方網頁】

「一般社團法人　日本消化系統内視鏡學會」

「一般社團法人　日本呼吸系統學會」

「日經醫學」

「日本醫事新報社」等等

【監修】

島田英昭（Shimada hideaki）

東邦大學研究所消化系統外科學講座教授、臨床腫瘤學講座兼任教授，東邦大學大森醫院癌症中心院長。

畢業於千葉大學醫學系。曾任麻薩諸塞綜合醫院及哈佛大學外科研究員、千葉大學講師、千葉縣癌症中心主任醫師等。

現任日本外科學會專科醫師暨指導醫師、日本消化系統外科學會專科醫師暨指導醫師、日本消化系統疾病學會專科醫師暨指導醫師、日本癌症治療認證醫師機構治療認證醫師、日本癌症治療學會臨床試驗登錄醫師、日本食道學會食道外科專科醫師等。

著有多本消化系統外科學、腫瘤外科學相關書籍。

【營養、飲食監修】

蒲池桂子（Kamachi keiko）

女子營養大學臨床營養教授、營養管理師、營養學博士、日本病態營養師。在臨床營養營業管理、生活習慣病營養諮詢、企業營養顧問等領域十分活躍。著有《為什麼午餐吃炸豬排定食也沒關係？》等多本著作。

【運動等監修】

荒木邦子（Araki kuniko）

早稻田大學運動科學學術院兼任講師、早稻田大學運動科學中心招聘研究員、運動科學博士。專攻健康促進、運動指導方法論、預防照護程式研發。

【採訪協力】

佐藤悟郎（Sato goro）

高良消化系統內科診所院長

名醫圖解 0026

你又胃食道逆流了嗎？【完全圖解】
日本專科醫師教你這樣做，有效降低80%復發率！

監修者	島田英昭
譯者	蔡麗蓉
封面設計	Atelier Design Ours
內頁排版	Atelier Design Ours
特約主編	錢滿姿
行銷主任	許文薰
總編輯	林淑雯

讀書共和國出版集團

社長	郭重興
發行人兼出版總監	曾大福
業務平臺總經理	李雪麗
業務平臺副總經理	李復民
實體通路經理	林詩富
網路暨海外通路協理	張鑫峰
特販通路協理	陳綺瑩
印務	江域平

出版者　方舟文化／遠足文化事業股份有限公司
發行　遠足文化事業股份有限公司
231 新北市新店區民權路108-2號9樓
電話：（02）2218-1417　傳真：（02）8667-1851
劃撥帳號：19504465　戶名：遠足文化事業股份有限公司
客服專線　0800-221-029
E-MAIL　service@bookrep.com.tw
網站　www.bookrep.com.tw
印製　通南彩印股份有限公司　電話：（02）2221-3532
法律顧問　華洋法律事務所　蘇文生律師
定價　380元
初版一刷　2021年2月
初版六刷　2023年2月

日文版編輯協力	飯田みか
日文版編輯協力（彩頁）	深谷惠美
日文版設計・DTP	鈴木大輔 江崎輝海（SOULDESIGN）
日文版插畫	田上千晶
日文版照片攝影（p.120～127）	松永直子
日文版料理協力（p.120～127）	渡邊真理子
日文版圖庫照片	123RF（p.99～119） ©SCIENCE PHOTO LIBRARY/amanaimages（p.73）

國家圖書館出版品預行編目資料

你又胃食道逆流了嗎？【完全圖解】：日本專科醫師教你這樣做，有效降低80%復發率！/島田英昭監修；蔡麗蓉譯. -- 初版. -- 新北市：方舟文化, 遠足文化事業股份有限公司, 2021.02
面；　公分. -- (名醫圖解；26)
ISBN 978-986-99668-2-5(平裝)
1.食道逆流性疾病 2.保健常識
415.516　109021549

方舟文化官方網站　方舟文化讀者回函